透析室の感染対策 まるわかり BOOK

医療法人社団三遠メディメイツ 志都呂クリニック　院長
大石和久 著

浜松市感染症対策調整監
浜松医療センター感染症管理特別顧問
矢野邦夫

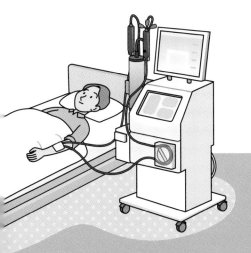

JN095402

ヴァン メディカル

❖ はじめに ❖

　日本の透析患者の死亡原因分類で感染症は第2位で、死亡に占める割合は年々増加し、2020年度には21.5%となっています。透析導入1年以内の患者では感染症が死亡原因の第1位となり、26.3%を占めています。この理由として、透析患者は腎不全状態により免疫力が低下していること、糖尿病の患者が多くなってきていること、高齢化が進んでいること、栄養障害がある患者が多くなってきていること、貧血があること、などにより感染に対する抵抗力が低下していると考えられます。透析患者は易感染状態であるとともに、透析室という血液を介する病原体の感染リスクが高い環境にいます。一方、透析室は医療従事者も血液に曝露する可能性が高い場所でもあります。そのため、透析患者と医療従事者の両者にとって、透析室の感染対策は極めて重要です。

　透析室は一般病棟と比べて血液による汚染リスクが高い特殊な場所であるため、標準予防策以上の感染対策が求められています。しかし、医療従事者の間でも標準予防策だけで十分対応できると誤って認識されている場合があり、さらに、標準予防策と透析室における感染予防策を混同されている現場もみられます。また、感染対策には費用がかかるとの認識もありますが、エビデンスのない感染対策をやめて、そこで浮いた費用をエビデンスのある感染対策に回すことで効率よく感染対策を行うことができます。

　本書では、透析室の感染対策全体をカバーしつつ、誤った考え方や誤解を招きやすい点を重点的に解説することを目指しています。「標準予防策」と「透析室における特別な感染対策」を対比させながら解説することで、両者の違いを明確にして混乱なく理解をしていただくことを願っています。

　本書の筆者分は浜松医療センター在職中に書き上げましたが、その後に拡大した新型コロナウイルス感染症（COVID-19）は私たちの生活様式を一変させたばかりか、透析室の感染対策にも大きな影響を与えました。透析に従事する医療者は、COVID-19に罹患した透析患者は重症化のリスクが高いため、患者の感染予防に腐心し、感染した患者の透析に心身とも疲弊しています。そのため、現時点でのCOVID-19に関する知見を加筆いたしました。

2023年3月吉日

医療法人社団三遠メディメイツ
志都呂クリニック
院長　大石和久

目次

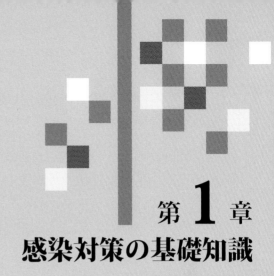

第1章
感染対策の基礎知識

矢野邦夫

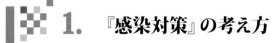

1. 『感染対策』の考え方

　感染対策は患者や医療従事者を感染症から守るために実行される大変重要な防御策です。そのため、感染対策は常に向上させなければなりません。しかし、そのような努力が費用を増加させ、病院の経営を圧迫することがあります。感染対策には保険請求できない器具や器材の購入が必要なことが多いからです。こういった経済的な問題ゆえに、感染対策は遅々として進みませんでした。しかし、感染対策への EBM（Evidence Based Medicine：根拠に基づく医療）の導入により、この様相は一変しました。感染対策の見直しによって費用が大幅に削減できることが明らかになったからです。

　経験的、あるいは習慣的に行われてきた感染対策を見直して、無駄な対策を中止すれば、かなりの費用が削減されます。そして、その費用を必要な対策に用いれば、感染対策に要する費用が増大することはありません。しかし、無駄な対策を中止するといっても、今まで正しいと信じて行ってきた対策を中止することには困難を感じます。従来から行ってきた対策に新しい対策を加えることは（経済的な問題を除けば）比較的容易ですが、今まで実施してきた対策を中止する場合は、院内感染が増加するのではないか、という心配がどうしても付きまとうからです。このような状況を克服する最も有用な手段が EBM です。質の高い多くのエビデンスがその対策の継続を支持しなければ、中止してもよいと判断することができるのです。

　院内感染対策を成功させるためには、「病院の経済を考慮する」「EBM に基づいた感染対策を立案する」「その対策が病院全体で確実に実施できるように、病院スタッフにその必要性を説明して理解してもらう」ということが大切です。

2. 『標準予防策』の考え方

　標準予防策（Standard Precaution）は感染対策の基本であり、汗を除くすべての血液・体液、分泌液、排泄物、創のある皮膚、粘膜には病原体が存在して

いるかもしれない、という原則に基づいています。そして、患者がB型肝炎ウイルス（HBV：Hepatitis B Virus）、C型肝炎ウイルス（HCV：Hepatitis C Virus）、ヒト免疫不全ウイルス（HIV：Human Immunodeficiency Virus）などに感染しているかどうかにかかわらず実践されなければなりません[1,2]。どの患者がどのような病原体を持っているかは、検査しない限り知ることはできません。また、感染していたとしても陰性となることもあります（HIVのウインドウ期など）。そのため、感染が確認された患者には感染対策を実施し、検査しなかった患者には無防備になるということは適切ではありません。「この患者はHBVに感染しているから、採血時には手袋しよう」「この患者はHIVに感染しているからゴーグルをしよう」などという対応は、HIVやHBVなどの感染が確認されなければ、手袋やゴーグルをしないということになります。検査されていない人を非感染者として取り扱うことは危険なことです。

　標準予防策では状況に応じて手袋やガウンなどの個人防護具が用いられますが、これらの個人防護具は感染経路別予防策でも用いられています。どう違うのでしょうか？　それは着用するか否かの判断を医療従事者自身が行うかどう

標準予防策の10の項目

❶ 手指衛生
❷ 個人防護具（ガウン、サージカルマスク、ゴーグル、手袋）
❸ 患者ケア器材および器具／機器（収容、輸送、取り扱い）
❹ 環境の維持管理
❺ リネン
❻ 患者配置
❼ 労働者の安全（血液媒介病原体）
❽ 咳エチケット
❾ 安全な注射手技
❿ 腰椎処置におけるサージカルマスクの着用

かの相違にあります。標準予防策では、医療従事者が「これからどのような医療行為を実施するのか？」「その医療行為によってどのような血液・体液曝露が発生し得るのか？」を予測しなければなりません。そして、その予測によって標準予防策で実施すべき対応が異なります。例えば、血管穿刺では、手袋のみで十分ですが、挿管では、エプロンやガウン、フェイスシールドまたはサージカルマスクとゴーグル、手袋が必要となります。このように「実施する医療行為」と「発生し得る血液・体液曝露」を予測しなければならないので、研修医や新人看護師のような経験が未熟な新採用者では適切な判断がなされないことがあるのです。一方、感染経路別予防策では入室時には個人防護具を着用することになっているので、着用すべきか否かの判断を医療従事者が行う必要はありません。そのため、新採用者であっても確実に着用できるのです。

　標準予防策はすべての病棟や外来の感染対策の基本ですが、唯一の例外となる区域があります。それは透析室です。透析室は病棟ではありません。血液飛散が頻回に見られる特殊な環境であり、手術室に近いといえます。手術室では個室にて手術を行いますが、透析室では数件の小手術を同じ部屋で同時に行っています。透析室の環境表面には血液が付着しており、環境表面から患者や医療従事者への血液媒介病原体の伝播を防ぐ必要があります。そのため、環境表面は感染源になりにくい、という前提に立った「標準予防策」を透析室に持ち込むことは極めて危険なのです[3]。透析室では環境表面に付着している血液に十分に配慮された「透析室の感染対策」を実施する必要があります。

POINT

- 透析室は病棟ではない。血液飛散が頻回に見られる特殊な環境であり、手術室に近い。
- 透析室の環境表面には血液が付着している。
- 環境表面は感染源になりにくいという前提に立った「標準予防策」を透析室に持ち込んではならない。
- 透析室では環境表面に付着している血液に十分に配慮した「透析室の感染対策」を実施する。

3. 『感染経路と感染経路別対策』の考え方

① 感染経路

　感染経路とは病原体が感染源から感受性のある宿主に伝播する経路です。感染経路には接触、飛沫、空気、一般媒介物、小動物（昆虫など）の5つがありますが、院内感染では「接触感染」「飛沫感染」「空気感染」が重要です[2]。

　「接触感染」には「直接接触感染」と「間接接触感染」があります。直接接触感染は病原体が皮膚同士の直接接触により伝播する感染経路です。例えば、疥癬虫が感染者の皮膚から医療従事者の皮膚に直接移動する場合です。間接接触感染では病原体に汚染された無生物的媒介物（器具や包帯など）への接触により感染します[2]。例えば、メチシリン耐性黄色ブドウ球菌（MRSA：Methicillin-Resistant *Staphylococcus aureus*）に汚染された血圧計で複数の患者の血圧を測定するなどで伝播する感染経路です。黄色ブドウ球菌、疥癬虫、単純ヘルペスウイルスなどが接触感染します。

　「飛沫感染」では咳、くしゃみ、会話、気管支鏡手技などによって産生された（病原体を含む）飛沫が短距離を飛んで、周囲のヒトの結膜、鼻粘膜、口腔に付着することによって感染します[2]。「飛沫」は伝統的に5μmを越えるサイズとして定義されており、水分を含んでいて重く、空中に浮遊し続けることはできません。したがって、長距離を飛行することはなく、空気感染と混同しないようにします。百日咳菌、インフルエンザウイルス、髄膜炎菌、風疹ウイルス、ムンプスウイルス、新型コロナウイルス（SARS-CoV-2）などが飛沫感染します。

　「空気感染」では飛沫核が関与しています。感染者が咳やくしゃみをしたときに、口や鼻から病原体を含んだ飛沫が飛び出します。この飛沫が空気中を飛んでいるときに水分が蒸発し、5μm以下の飛沫核となって浮遊します。飛沫核は空気中に長時間浮遊でき、通常の空気流に乗って室内またはそれを越えて、隣接空間に運ばれます。空気感染では飛沫核に乗った病原体が空気中に漂って、長距離を経てヒトからヒトに伝播します。空気感染する病原体は、空気中を移

動している間も感染性を維持できる病原体でなければなりません。空気感染する病原体は麻疹ウイルス、水痘ウイルス、結核菌の3つです[2]。

POINT

● 院内感染での感染経路では「接触感染」「飛沫感染」「空気感染」が重要である。
● 「飛沫感染」と「空気感染」を混同してはならない。

---

② 感染経路別予防策

　感染経路別予防策は標準予防策のみでは対応できない感染症の患者に実施しますが、そのような感染症が疑われた場合にも実施します。例えば、湿性咳嗽のある患者の胸部 CT を撮影したときに空洞を確認し、臨床的にも結核を疑う場合には、結核菌が確認されなくても空気予防策を実施します。培養結果もしくはポリメラーゼ連鎖反応（PCR）の結果を待ってから空気予防策を開始すれば、医療従事者や同室患者が結核菌に曝露してしまうからです。多くの感染症の診断には検査による確認が必要であり、培養が必要となる場合には結果を得るまでに数日を要します。したがって、感染経路別予防策は、検査結果を待っている間であっても実施して構わないのです。

　感染経路別予防策には「接触予防策」「飛沫予防策」「空気予防策」がありますが、これらに共通することは個室隔離が必要であるということです。個室が足りなければ、患者を同じ病原体を発症または保菌している他の患者と同じ病室に入室させます（コホート）。また、複数の感染経路のある疾患［重症急性呼吸器症候群（SARS：Severe Acute Respiratory Syndrome）など］では、複数の感染経路別予防策を用いても構いません。単独で用いても組み合わせて用いても、それらは常に標準予防策に加えて用いられます[2]。

注意 感染経路別予防策は単独では実施しない！
常に標準予防策に加えて用いる！

感染経路別予防策は病原体が伝播する危険性がある限り継続します。免疫不全の患者では、ウイルス排出が長期間（数週間～数ヶ月間）続くことがあり、小児では成人よりも病原体を長期間排出することがあります。このような患者では、接触予防策や飛沫予防策の期間を数週間延長しなくてはならないことがあります。

　感染経路別予防策にて管理される患者は病室外に出ることが制限されるので、不安や精神的動揺を頻繁に経験します。「どうして自分だけが、このように隔離されるのだろう」「この感染症は本当に治るのだろうか？」などと不安になってしまうのです。また、感染経路別予防策は医療従事者にも影響を与えます。入室するたびに個人防護具を着用しなければならないので、それが煩わしく、病室に入室する回数が減ってしまうのです。自分も病原体に感染してしまうかもしれない、という不安を感じることもあります。そのため、感染経路別予防策を実施する場合は、感染経路別予防策の遵守率を向上させるための啓発と同時に、患者や医療従事者の不安を軽減する努力が必要です。

POINT

● 感染経路別予防策には「接触予防策」「飛沫予防策」「空気予防策」がある。
● 感染経路別予防策を実施するときには、患者や医療従事者の不安を軽減する努力をしなければならない。

接触予防策

　接触予防策は接触感染する感染症に罹患した患者に行う感染対策であり、患者身体や患者環境への接触によって、病原体が拡散するのを防ぐことが目的です。患者の周辺は患者が触れたり、患者から零れ落ちた病原体が付着しているので、患者に触れるときのみの対応では不十分です。患者周辺の環境表面（医療器具、ベッド柵など）にも病原体が付着しているという前提で対処することが大切です[2]。また、創部からの過剰な排膿、便失禁、分泌物による環境の広範囲汚染などでも実施します。接触予防策を必要とする病原体にはクロストリディオイデス・ディフィシル（*Clostridioides difficile*）や疥癬虫などがあげられます[2]。

　接触予防策の患者をケアする医療従事者は、入室するときにガウンや手袋を着用し、病室から出るときにそれらを廃棄します[2]。患者は個室に入室させますが、個室が足りなければ、その患者を同じ病原体を発症または保菌している他の患者と同じ病室に入室させます（コホート）。患者はできるだけ病室外には出ないようにしますが、CT撮影などのためにやむを得ず病室から出なくてはならない場合は、感染部位や保菌部位を覆います。接触予防策の患者を移送する前には、汚染した個人防護具は外して廃棄し、手指衛生を行います。移送先で患者を取り扱うときには新しい個人防護具を着用します[2]。

　接触予防策の患者の病室では手指の高頻度接触表面（オーバーベッドテーブル、ベッド柵、バスルームの洗面所表面、ドアノブなど）や患者周辺の器具を重点的に清掃します。医療器具はできるだけ使い捨てのものを使用しますが、血圧計のカフのように使い捨てのできないものは、その患者専用にします。接触予防策でケアされている患者に用いた器具を他の患者に使用せざるを得ない場合には、他の患者に使用する前に洗浄および消毒します。

POINT

- ● 接触予防策は患者に触れるときのみを対象としているのではない。患者周辺の環境表面にも病原体が付着しているという前提の感染対策である。
- ● 接触予防策の患者をケアする医療従事者は、入室するときにガウンや手袋を着用し、病室から出るときに廃棄する。

■ 飛沫予防策

　飛沫予防策は患者が咳やくしゃみをしたときに、口や鼻から飛散する飛沫が他の人の呼吸器や粘膜に接触して、病原体が伝播するのを防ぐための感染対策です。飛沫予防策が必要な病原体には、百日咳菌、インフルエンザウイルス、髄膜炎菌、風疹ウイルス、ムンプスウイルス、新型コロナウイルス（SARS-CoV-2）などが挙げられます。これらの病原体は、長距離に渡って感染性を維持しないので、特別な空気の処理は必要ありません[2]。ただし、病室の換気は十分に行います。

　飛沫予防策が必要な患者は個室に入室させるのが原則です。もし、個室が足

りなければ、その患者を同じ病原体を保菌している他の患者と同じ病室に入室させます（コホート）。コホートする場合、咳や喀痰の多い患者には個室入室を優先します。やむを得ず、飛沫予防策が必要な患者を他の疾患の患者が入院している病室に入室させる場合は、ベッドとベッドの間には2m以上の空間的距離をおくことや、患者と患者の濃厚接触を避けるためにベッド間にカーテンを引くことが重要です。免疫不全の患者や手術直前の患者のように、不運にも感染してしまった場合に重大な結末となる可能性のある患者が入院している病室には、飛沫感染する感染症に罹患している患者を同室させることは避けるようにします。

　飛沫予防策では病室に入室するときに、サージカルマスク（N95マスクの必要はありません）を着用します[2]。患者は可能な限り病室から出ないようにしますが、CT撮影のようにやむを得ず病室外に搬送しなければならない患者については、患者が耐えられるならば、サージカルマスクを着用して咳エチケットを遵守します。

POINT

- ●飛沫予防策では患者は個室に入室させる。個室がない場合には、大部屋に入室させてベッドとベッドの間に2m以上の空間的距離を空ける。
- ●飛沫予防策では病室に入室するときに、サージカルマスクを着用する。

空気予防策

　空気予防策は空気感染する感染症（結核、麻疹、水痘）に罹患している患者に実施されます。これらの患者の気道からは飛沫のみならず、飛沫核も飛び出してきます。飛沫核は軽いので空気中に浮遊でき、病原体はこの飛沫核に乗って遠方まで移動できます。したがって、患者は病室から廊下へ空気が流れ出ない空気感染隔離室に入室させます[2]。空気感染隔離室では病室内の空気圧が陰圧となっています。空気感染隔離室に入室する医療従事者はN95マスクを着用します。サージカルマスクでは顔面とマスクの間の隙間から空気が流れ込んでしまうからです。

空気感染隔離室の条件

❶ 病室内を陰圧とする（空気流はドアの下の隙間から病室に流れ込む）。

❷ 患者が入室している間はスモークチューブなどで毎日陰圧であることを確認する。

❸ 1時間に6～12回の換気がなされる。

❹ 空気は病室から建物の外部に直接排気されるか、病室に戻る前にHEPA（High Efficiency Particulate Air）フィルターで濾過されてから再循環される。

❺ バスとトイレを設置する。

　麻疹や水痘の患者が空気感染隔離室に入室している場合、医療従事者がそれらのウイルスに対する抗体を保持していれば、N95マスクを着用する必要はありません。しかし、患者には発熱や咳といった症状が見られているので、標準予防策としてサージカルマスクを着用して入室します。一方、結核患者が入院している場合、医療従事者は必ずN95マスクを着用して入室しなければなりません。医療従事者のたとえツベルクリン反応（ツ反）が陽性であっても、結核に対する抵抗性は獲得されているとは限らないからです。

　麻疹や水痘の患者への面会を希望する人（家族など）は、これらの感染症に対する免疫を持っていればサージカルマスクを着用して入室できます。しかし、免疫がなければ、もしくは、免疫が確認できなければ入室させないようにします。N95マスクを着用すれば入室できるのではないか、と思われるかもしれませんが、N95マスクは単に顔面に着用すればよいというものではありません。フィットテストやシールチェックが必要です（p22参照）。これを一般の人に求めることは困難です。結核患者の面会については、患者の感染性が消失するまで待ってもらいます。

空気感染隔離室に入院している患者は、医療従事者が入室している間は飛沫核が空気中に拡散しないようにサージカルマスクを着用して咳エチケットを遵守します[2]。しかし、医療従事者が退室した後はサージカルマスクの着用は必要ありません。

> **POINT**
> - 空気予防策では患者は空気感染隔離室に入室させる。
> - 空気感染隔離室に入室する医療従事者は N95マスクを着用する。
> - 麻疹や水痘の患者が入室しているとき、医療従事者がこれらへの免疫を保持していれば N95マスクは必要ない。しかし、標準予防策としてサージカルマスクが必要となることが多い。
> - 空気感染隔離室の患者は N95マスクではなくサージカルマスクを着用して咳エチケットを遵守するが、医療従事者が退室すればサージカルマスクは外してよい。

4.　『手指衛生』の考え方

　手洗いは目的によって「日常的手洗い」「衛生的手洗い」「手術時手洗い」の3つに分けられます。「日常的手洗い」は食事の前や排便排尿後などの家庭や社会生活において行われる手洗いです。一般的に水道水と石鹸または水道水のみにて行われています。「衛生的手洗い」は病棟や外来などで診療の前後に行われており、水道水と石鹸またはアルコール手指消毒薬にて行われています。「手術時手洗い」は手術前に行われる最も水準の高い手洗いであり、アルコールなどの手指消毒薬を用いた手洗いです。

　手指衛生は標準予防策の重要な要素の1つですが（p9参照）、ここでいう手指衛生は「衛生的手洗い」のことであり、「日常的手洗い」ではありません。日常的手洗いでは、手に付着した水滴を拭うためにハンカチが用いられることがあります。ハンカチはポケットやハンドバッグに保存されており、1日に何

回も使用されます。そのため、埃や汚れなどが付着していると考えるべきです。1日に数回も用いられていれば、何らかの病原体が付着しているかもしれません。地下鉄やバス停などのトイレには石鹸が用意されていないことがあり、そのようなときには水道水のみで手洗いをしています。このような日常的手洗いは健康な人の日常生活では許容されるかもしれません。しかし、抗がん剤や手術などによって抵抗力が低下している患者をケアする医療従事者が実施する手洗いとして、「日常的手洗い」を用いることはできません。病院では、「衛生的手洗い」が必要なのです。

「衛生的手洗い」においては、手指が肉眼的に汚れていなければ、アルコール手指消毒薬を用い、手指が肉眼的に汚れるかタンパク性物質で汚染された場合には石鹸と流水にて手洗いをします[4]。石鹸と流水の手洗いよりもアルコール手指消毒薬が優先的に利用される主な理由は次の3つです。

- 石鹸は必ずしも手に優しくない。
- アルコールは石鹸と流水の手洗いよりも殺菌力が強い。
- アルコールは手指衛生に必要な時間を短縮できる。

アルコール手指消毒薬にも問題があります。手指が見るからに汚れていたり、タンパク性物質で汚染されているとアルコールの効果は減少します。したがって、このような場合には石鹸と流水によってあらかじめ手指の汚れを洗い落とさなければなりません。また、クロストリディオイデス・ディフィシルなどの芽胞形成菌の患者のケアの後では、石鹸と流水による手洗いを行います。アルコールは芽胞形成菌を殺菌できないからです。同様に、ノロウイルスのようにアルコールに抵抗性を示す病原体に感染している患者のケアにおいても、石鹸と流水の手洗いが推奨されます。

POINT

- 日常の生活では「日常的手洗い」が許容されるが、病院では許容されることはなく、「衛生的手洗い」が必要である。
- 衛生的手洗いでは手指が肉眼的に汚れていなければ、アルコール手指消毒薬を用いる。手指が肉眼的に汚れるかタンパク性物質で汚染された場合には、石鹸と流水にて手洗いをする。

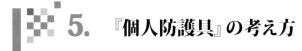

5. 『個人防護具』の考え方

① 個人防護具の基本

　医療施設で用いられるガウン、マスク、手袋などの防具を「個人防護具（PPE：Personal Protective Equipment）」といいます。個人防護具は粘膜、気道、皮膚、衣類に病原体が付着するのを防ぐために、単独または組み合わせで用いられます。どの個人防護具を用いるのかという選択は、これから行う医療行為から予想される曝露に左右されます。

■ 手袋

　手袋の着用に関する注意点には次のものがあります。

● 血液などの感染性物質、粘膜、創のある皮膚、病原体を保菌している可能性のある正常皮膚、などに触れることが予想されるときには手袋を着用する。

● 業務に適した耐久性のある手袋を着用する。

● 患者や周辺環境（医療器具を含む）に触れた後は、手を汚染しないように手袋を外す。複数の患者のケアに同じ手袋を用いない。他の患者へ再使用するために手袋を洗わない。

● 汚染した体部位から清潔な体部位へ手が移動するならば、移動の前に手袋を交換する。

■ ガウン

　ガウンの着用に関する注意点には次のものがあります。

● 血液・体液、分泌物、排泄物への接触が予測される場合には、皮膚を守り、衣類の汚れを防ぐためにガウンを着用する。

● 患者の分泌物や排泄物が覆いきれない場合に、患者に直接接触するならばガウンを着用する。

● ガウンを外すときには、衣類や皮膚が汚染されないようにする。

● ガウンを外した後には手指衛生を行う。

ゴーグル・フェイスシールド

眼を血液や湿性生体物質の飛散から守るために、次のときにゴーグルやフェイスシールドを着用します。

- 血液・体液、分泌物や排泄物のしぶきを作り出すような処置をする場合には、眼の粘膜を守るためにゴーグルやフェイスシールドを着用する。
- 呼吸器分泌物のしぶきを作り出す処置（気管支鏡、吸引、挿管など）を行う場合には、顔の前面および側面を完全に覆うフェイスシールド、またはサージカルマスクとゴーグルを着用する。

サージカルマスク

サージカルマスクは病棟や外来のみならず、手術室などにおいても頻用されている個人防護具です。また、一般家庭でも使用されています。主に次の3つの目的に使用されています。

- 医療従事者が患者の感染性物質（呼吸器分泌物および血液・体液のしぶきなど）に曝露するのを防ぐために、医療従事者が着用する（標準予防策や飛沫予防策など）。
- 滅菌テクニックをするときに、患者が医療従事者の口や鼻に保菌されている病原体に曝露するのを防ぐために、医療従事者が着用する（手術室やマキシマル・バリア・プリコーションなど）。
- 患者が周辺の人に感染性呼吸器分泌物を飛散するのを防ぐために、咳をしている患者が着用する（咳エチケットなど）。

サージカルマスクを着用している医療従事者の一部が鼻を出していることがありますが、このような着用法は適切とはいえません。サージカルマスクは口と鼻を覆うことが大切であり、ワイヤー部分を鼻の形状に合わせて折り曲げ、マスク本体を上下に十分にのばして顎まで覆うようにします。マスクのフィルター部分を空気が通過することによって、空気流内の細菌や微粒子が除去されます。

サージカルマスクを含めたすべてのマスク（N95マスクも含む）には、濡れたら効果がなくなるという共通した弱点があります。マスクは空気がフィルターを通過することによって効果を発揮しますが、マスクが濡れてしまうとフィ

ルターの通気が悪くなり、マスクの周囲から空気が流れ込んでしまいます。そのため、サージカルマスクは飛沫や唾液などによって濡れたら迅速に交換します。

▦ N95マスク

　N95マスクは空気予防策に用いられるマスクであり、顔面とマスクの間の隙間から空気が流れ込まないように設計されています。N95マスクの N は「Not resistant to oil（耐油性なし）」という意味で、その他に R は「Resistant to oil（耐油性あり）」、P は「Oil proof（防油性あり）」があります。「N、R、P」の後の数字はフィルターの捕集効率を示しています。マスクの捕集効率は最も捕集しにくいサイズの粒子（動力学的直径0.3μm）に対して試験され、N では固形塩化ナトリウム、R と P では液滴ジオクチルフタレートが用いられています。そして、捕集効率が95% 以上では「95」、99% 以上では「99」、99.97% 以上では「100」と記載されています[5]。それゆえ、N95マスク～ P100マスクの9種類があります。

　「N95マスク」の捕集効率が95% 以上といわれると、曝露した病原体（結核菌など）の5% までがマスクのフィルターをすり抜けてしまうのではないかと心配になってしまいます。「95% 以上」というのは、固形塩化ナトリウムエアロゾルを試験粒子とする捕集効率試験で95% 以上の捕集効率を保証する、という意味です（固形塩化ナトリウムエアロゾルは平均直径0.075μm ですが、動力学的質量中位径に換算すると0.3μm となります）。一方、結核菌や水痘ウイルスなどを含んでいる飛沫核のサイズは1～5μm であり、固形塩化ナトリウムに比較するとかなり大きいのです。N95マスクは、最も捕集しにくいサイズの粒子ですら95% 以上の捕獲をするのですから、飛沫核については95% を遥かに上回る捕集効率が期待できるのです。

　N95マスクは医療従事者が空気感染隔離室に入室するときに着用するマスクです。この場合、フィットテストが合格したマスクを用いますが、空気感染隔離室に入室するときにはシールチェックが必要です。

　患者が N95マスクを着用することはありません。実際、N95マスクを適切に用いると使用者は呼吸が苦しくなります。呼吸に問題のある患者が N95マスクを着用することは困難です。また、患者がシールチェックやフィットテスト

を適切に実施できることはありません。空気感染隔離室では患者は咳エチケットとしてサージカルマスクを着用するのであって、N95マスクは着用しません。

POINT

● N95マスクは医療従事者が着用する。
● 患者や面会者は N95マスクを着用しない。適切に着用できないからである。

MEMO

● フィットテストとシールチェック

　N95マスクは顔面に着用すればよいというものではなく、適切な着用にはフィットテストとシールチェックが不可欠です。「フィットテスト」の目的は N95マスクと顔の表面の間に隙間があるかないかを確認することです[6]。空気感染性病原体は空気中に浮遊しているので、N95マスクと皮膚の隙間からマスク内に侵入してしまうからです。

　「フィットテスト」では N95マスクを着用してからフードをかぶり、口の近くの孔からフード内に、サッカリンなど味を感知できるものを噴霧します。そして、「通常の呼吸→深呼吸→顔を右や左に動かす→顔を上や下に動かす→声を出す→顔をしかめる→腰を曲げる→通常の呼吸」を実施して、味を感知するか否かを検査します。舌に味を感じた場合には N95マスクと顔の間に隙間があるということになり、フィットテストは不合格となります。フィットテストはどの N95マスクが使用者に十分にフィットするのかを確定し、また、その使用者がそのマスクはどのようなときに適切にフィットしているのかを確かめるために行われます。最近は定量式フィットテストの機器が利用できるようになりましたので、フィットテストに要する時間を短縮することができるようになりました。それでも、フィットテストにはある程度の時間を要するので、臨床現場での慌ただしい状況で、毎回の病室入室前にフィットテストを実施することは困難です。そのため、平時の比較的時間に余裕のあるときに、フィットテストを実施しておき、実際の入室前にはシールチェックをするのです。

　「シールチェック」は N95マスクを再着用するたびに、マスクと顔の皮膚が密着しているかどうかを確認するために実施されます。ごく簡単にできる手技なので、多忙な病棟業務においても実践可能です。シールチェックには陽圧チェックと陰圧

チェックがあります。

　陽圧チェックでは、N95マスクの表面を手などで覆ってから優しく息を吐きます。マスクの周囲から空気の漏れを感じなければ、陽圧チェックは合格です。陰圧チェックでは、優しく息を吸って、N95マスクが顔に吸い付くようにします。マスクが顔に向かって引き付けられれば、または、使用者がマスクの周囲から空気の漏れを感じなければ、陰圧チェックも合格です[6]。これらのチェックで空気の漏れを感じるならば、マスクの位置を変えて調整します。それでもチェックが不合格であれば、新しいN95マスクを試します。

　フィットテストは医療従事者が色々な形状やサイズのN95マスクの中から、自分に合ったマスクを選び出す手段であり、シールチェックはフィットテストが合格したN95マスクの適合具合を毎回の病室入室前に確認する手段といえます。

② 個人防護具の着脱

　個人防護具の着脱の順番についても注意が必要です。米国疾病管理予防センター（CDC：Centers for Disease Control and Prevention）は着用する順番を「❶エプロンやガウン➡❷マスク➡❸ゴーグルやフェイスシールド➡❹手袋」としています[2]。この順番についての理由に関する記述はありませんが、臨床現場では適切な順番であると思われます。手袋は患者の体に直接触れる可能性が高いので、できるだけ清潔を守りたいのです。そのため、一番最後に着用します。ゴーグルを着用した状態でエプロンやマスクを着用することも難しいので、ゴーグルやフェイスシールドはエプロンやガウンとマスクの後に着用します。プラスチックエプロンなどは頭をくぐらせるようにして着用するので、マスクをした状態でエプロンを着用することは難しいので、エプロンを先に着用することになります。

　個人防護具を外すときには自分自身や周辺環境を汚染させないようにしなければなりません。そして、個人防護具を外した後には手指衛生を行います[2]。個人防護具を外す順番は、「❶手袋➡❷ゴーグルやフェイスシールド➡❸エプロンやガウン➡❹マスク」となります[2]。手袋は最も汚染している個人防護具なので最初に外します。汚染した手袋を着用したままマスクやガウンなどの個人防護具を外そうとすると、手袋に付着している病原体が他の部位に付着して

しまいます。また、マスクを病室内で外してしまうと、飛沫感染や空気感染する病原体に曝露してしまう危険性があります。そのため、マスクは室外に出てから外すことになるので、個人防護具の中では最後に外すことになります。ゴーグルやフェイスシールド、ガウンについては汚染の厳しいものを最初に外すのを原則としますが、汚染に差がなければ顔面に着用して煩わしいゴーグルやフェイスシールドを先に外すことになります。

POINT

● 個人防護具を着用する順番は「❶エプロンやガウン➡❷マスク➡❸ゴーグルやフェイスシールド➡❹手袋」である。
● 個人防護具を外す順番は「❶手袋➡❷ゴーグルやフェイスシールド➡❸エプロンやガウン➡❹マスク」である。外した後の手指衛生を忘れないようにする。

---

6. 『環境清掃』の考え方

① 「手指の高頻度接触表面」と「手指の低頻度接触表面」

標準予防策の要素の1つに「環境の維持管理」があります。換気が悪かったり、異臭がしたり、環境表面に汚物などが付着しているような病室には患者を入室させることはできません。患者を入室させるためには環境を適切に維持する必要があります。ここでは環境清掃について解説します。

環境表面は感染対策の点から見ると「手指の高頻度接触表面」と「手指の低頻度接触表面」に分類されます[7]。前者はドアノブ、ベッド柵、電灯のスイッチ、病室のトイレの周辺の壁などのように、ヒトの手指が頻繁に触れる環境表面のことであり、後者は天井や床などのように、手指がほとんど触れない環境表面のことをいいます。

「手指の高頻度接触表面」は外見上は汚れていないように見えても、ヒトの手指が頻繁に触れるため、何らかの病原体が付着している可能性が高いのです。

MRSAやアシネトバクターといった微生物は環境表面に長期間生存できるので、「手指の高頻度接触表面」は重要な感染経路となり得ます。例えば、手指が多剤耐性アシネトバクターに汚染されている患者がドアノブを握れば、そのドアノブには病原体が付着します。病原体が環境表面に生存している間に、他の人がドアノブに触れれば、病原体がその人の手指に移動します。その汚染した手指で鼻や眼などの粘膜に触れれば感染してしまうのです。このような感染経路はライノウイルスやRSウイルスなどでも十分に考えられます。一方、「手指の低頻度接触表面」はほとんど手指が触れない環境表面であるため、病原体の伝播経路とはなりにくいのです。したがって、感染対策上ではあまり重要な対象物とはなりません。感染対策として環境表面を適切に処理するならば、「手指の高頻度接触表面」は「手指の低頻度接触表面」よりも頻回に清掃します。「手指の低頻度接触表面」については、水平表面（窓敷居やハードフロアの表面など）には定期的な清掃、汚染や漏れが見られたときの清掃、患者退院時の清掃、を行います。壁、ブラインド、窓のカーテンなどの垂直表面は肉眼的に汚れた場合に清掃します[7]。

POINT

- 環境表面は「手指の高頻度接触表面」と「手指の低頻度接触表面」に分類される。
- 「手指の高頻度接触表面」を重点的に清掃する。

---

② 環境の洗浄と消毒

　環境表面が患者の無菌部分や粘膜に触れることはありません。健康な皮膚に触れるだけです。そのため、スポルディングの分類では環境表面はノンクリティカルに分類されます。したがって、環境表面には滅菌や消毒の必要はなく、洗浄のみで構いません[7]。ノンクリティカル器具に比較して、皮膚に触れることは更に頻度が少ないことから、実際にはもっと簡易的に対応することができます。したがって、環境表面は家庭用洗浄剤を用いた清掃で十分なのです。しか

し、次のような状況では消毒する必要があります。

● 血液が付着しているとき。
● 多剤耐性菌が付着しているとき。
● 芽胞形成菌（クロストリディオイデス・ディフィシルなど）が付着しているとき。
● ノロウイルスが付着しているとき。

　血液が零れて床などに付着しているときは、次亜塩素酸ナトリウム溶液で消毒します。次亜塩素酸ナトリウムはタンパク性物質が存在すると活性が低下するので、血液を拭き去ってから汚染部分に用います。

　多剤耐性菌が付着しているとき、もしくは付着している可能性があるときにも環境表面を消毒します。多剤耐性緑膿菌や多剤耐性アシネトバクターなどの多剤耐性菌の院内での蔓延は、是非とも回避しなければなりません。そのため、手指の高頻度接触表面を対象とした消毒が行われます。この場合、次亜塩素酸ナトリウム溶液もしくはペルオキソ一硫酸水素カリウム製剤を用いて消毒します。

　芽胞形成菌（クロストリディオイデス・ディフィシルなど）やノロウイルスが環境表面に付着しているかもしれないときも消毒します。芽胞形成菌は環境表面に長期間生存することができるからです。また、ノロウイルスはごく少数の病原体で感染症を成立させるので、家庭用洗浄剤を用いた清掃ではウイルスが残存した場合には感染源となり得ます。これらの患者の病室の環境表面についても消毒が必要であり、やはり、次亜塩素酸ナトリウム溶液もしくはペルオキソ一硫酸水素カリウム製剤を用いて消毒することになります。

　病院ではアルコールは頻回に用いられている消毒薬です。アルコールは速効性のある消毒薬ですが、揮発性があります。そのため、小面積の表面（薬剤バイアルのゴムストッパーや温度計など）や小器具の外部表面（聴診器など）に使用されています。しかし、テーブルや壁といった広い面積に利用すると、表面を拭いている間にアルコールが蒸発してしまい、消毒のための接触時間が確保できません。したがって、アルコールの環境表面への使用は小面積に限定します[7]。

Reference

1) CDC：Guidelines for isolation precautions in hospitals, 1996.
   https://wonder.cdc.gov/wonder/prevguid/p0000419/p0000419.asp
2) CDC：Guideline for isolation precaution：Preventing transmission of infectious agents in healthcare settings, 2007.
   https://www.cdc.gov/infectioncontrol/pdf/guidelines/isolation-guidelines.pdf
3) CDC：Recommendations for preventing transmission of infections among chronic hemodialysis patients.
   https://www.cdc.gov/mmwr/PDF/rr/rr5005.pdf
4) CDC：Guideline for hand hygiene in health-care settings.
   http://www.cdc.gov/mmwr/PDF/rr/rr5116.pdf
5) CDC：NIOSH Science Blog：N95 respirators and surgical masks.
   https://blogs.cdc.gov/niosh-science-blog/2009/10/14/n95/
6) CDC：Guidelines for preventing the transmission of *Mycobacterium tuberculosis* in health-care settings, 2005.
   http://www.cdc.gov/mmwr/PDF/rr/rr5417.pdf
7) CDC：Guideline for environmental infection control in health-care facilities, 2003.
   https://www.cdc.gov/infectioncontrol/pdf/guidelines/environmental-guidelines.pdf

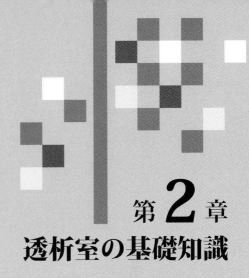

第2章
透析室の基礎知識

大石和久

1. 透析室とは？
～感染対策のために知っておくべき基礎知識～

① 透析室と感染対策の現状

　血液透析は血液を体の外に出すという体外循環操作を行う血液浄化法であるため、透析室は一般病棟と比べて血液により汚染される危険性が高い特殊な場所です。透析室では毎回透析の開始時にバスキュラーアクセスに穿刺を行い、透析の終了時に止血し、透析用カテーテルの挿入・留置も行われるため、常に血液汚染される可能性があります。血液透析のために頻回に来院することにより感染の機会も増えます。また、静脈注射の使用が多いため血液媒介感染のリスクもあります。多くの患者が狭いベッド間隔で同時に治療を行っていることも、接触感染と飛沫感染のリスクを高めます。このように、医療従事者と透析患者はいつも血液に曝露しやすい環境にいるため、医療従事者と透析患者の両者にとって透析室の感染対策は極めて重要で、標準予防策以上の感染対策が求められています。血液汚染は目に見えない場合もあり、透析室の環境表面には血液が付着しているとの前提で対処する必要があります。そのため、患者ごとに手袋を交換する必要があります。しかし、医療従事者の間でも「標準予防策だけで十分対応できる」と誤って認識されている場合があります。透析中の患者ごとに手袋を交換せずに、患者のケアをしたり、備品に触れる場面が見られます。さらに、穿刺時と透析の終了の血液回収時のみ、プラスチックエプロンを着用するというような、標準予防策と透析室における感染対策は同じである、と混同されている現場も見られます。

② 透析患者とは？

　透析患者は易感染状態であるとともに、透析室という血液を介する病原体の感染リスクが高い環境にいます。透析患者は、尿毒症性物質の影響や栄養不良、高齢、貧血、また糖尿病の場合は血糖コントロール不良に起因して免疫能が低下しています。透析患者の免疫能では、単球・マクロファージや好中球による

貪食能、B細胞による特異的抗体産生能、T細胞による細胞性免疫能、が低下しています。さらに、透析患者は皮膚のバリア機能も低下しているため、血液透析患者の穿刺部と腹膜透析患者のカテーテル挿入部の皮膚感染も起こしやすくなっています[1,2]。透析患者は免疫能の低下のため、ワクチンに対する抗体獲得率も低下しています[3]。また、透析患者は腎不全状態にあるばかりでなく、心血管系など多くの合併症を抱えています。透析患者の平均年齢は、1985年50.3歳、2000年61.2歳、2010年66.2歳、2020年69.4歳と年々上昇しています。透析導入患者の高齢化を反映して、65歳未満の透析導入患者は2012年から減少しています。つまり、日本の透析患者数の増加は70歳以上の患者数の増加によるものです。また、透析患者は、透析室という狭い空間を共有しているため、接触感染と飛沫感染のリスクが高い環境にいます。

　上記の理由により、日本の透析患者の死亡原因分類で感染症は第2位で、死亡に占める割合は年々増加し、2020年度には21.5%となっていますが、透析導入1年以内の患者では感染症が死亡原因の第1位となり、26.3%を占めています[4]。2017年は透析患者の入院についても調査が行われ、入院理由としてはバスキュラーアクセス関連が25.1%、心疾患が21.7%、感染症が11.0%を占めています[5]。新型コロナウイルスによる透析患者の死亡率は、一般人口の死亡率と比較して15倍以上高いことが報告されています[6]。

③　透析治療とはどんな治療?

　腎不全に陥った腎臓の機能を代行する方法が透析治療です。透析には血液透析と腹膜透析の2つの方法があります。

　血液透析はポンプを用いて患者血液を体外循環させ、小さな孔を有する半透膜としての特性を持つ人工透析膜（ダイアライザ）に透析液を供給して、ダイアライザを介して拡散という濃度勾配により血液から尿毒素などの不要な物質を除去し、また透析液からは HCO_3^- のような不足する物質の補給を行い、血液を体に戻す方法です。このとき、血液が血液回路内で凝固しないように抗凝固剤を投与します。血液透析は一般的に、血液透析を行う医療機関に通院して、専門スタッフにより、週3回、1回3〜5時間かけて行います。透析液は通常

500mL/分でダイアライザに供給されるため、患者1回4時間の透析で120Lを超える量を必要とします。過剰な体液は血液側から透析液側に圧格差を与えて除去します。1分間に約200mLの血液をダイアライザに送り込む必要があるため、内シャント、人工血管、カテーテルなどのバスキュラーアクセスが必要となります。内シャントと人工血管は動脈血が流入してくるため血管内圧が高く、針を刺入して体外循環する際には血液が飛散する可能性があり、透析の開始時と終了時には医療従事者と透析患者が血液に曝露する可能性があります。カテーテルの長期留置は感染症と血栓症の発症リスクが高くなります。

　腹膜透析は半透膜の性質を有する腹膜を透析膜として使用し、腹腔内に注入した透析液と腹膜に分布する毛細血管の血液との間に生じる、溶質の濃度勾配と浸透圧格差により溶質と水を除去する方法です。腹膜透析では手術で透析液交換カテーテルを腹腔内に埋め込む必要があります。腹膜透析液の交換は通常1日4回行いますが、昼間の透析液交換を行わずに夜間就寝中の機会を使って透析液を交換することもできます。血液透析のように頻回に医療機関に通院する必要はありません。

④ 透析に必要な器具・機器とは？

　透析液中に不純物や有害物質が含まれていると患者の体内に取り込まれ、合併症の原因となるため、透析液の清浄化は重要です。透析液として使用する水は、水処理システムと透析液作成装置を用いていくつかの工程を経て処理されて透析液が作成されます。血液透析では患者1名につき4時間の透析で120Lの水が必要ですが、水処理の過程ではさらに多くの水を必要とし、患者1名につき約200Lの水が使用されます。水処理はまず、フィルターを用いてゴミなどの微細な粒子を除去します。次に、軟水装置を用いてカルシウムやマグネシウムなどの硬水成分を除去して軟水を作成します。その後、活性炭フィルターを用いて残留塩素などを除去し、逆浸透（RO）装置で水以外のイオン、有機物、発熱物質などを除去します。さらに、RO装置で作成された高純度の水はエンドトキシン捕捉フィルターを用いてエンドトキシンを除去され、超高純度の水になります。

こうして作成された水を用いて透析液を作りますが、透析液組成は、患者から除去する物質は含まず、除去しない物質は血液の成分とほぼ同じで、補いたい物質は血液成分より高く設定されています。透析液はベッドサイドの患者監視装置に供給されますが、さらに、ダイアライザに清浄度の高い透析液を供給するために、患者監視装置に設置されているエンドトキシン捕捉フィルターを用いて透析液を浄化することも普及してきました。

　ダイアライザと血液回路を組み立て、洗浄充填（プライミング）を行い、患者監視装置に取り付け、体外循環時に血液が凝固しないように抗凝固薬を回路に接続します。患者監視装置には透析治療を安全に行うために、血液ポンプ、抗凝固薬注入ポンプ、漏血計、透析液の加温、気泡検知器、警報システムなどが内蔵されています。透析の開始時には、皮膚消毒薬、シーツ、穿刺針、固定用テープ、穿刺部に貼る滅菌ガーゼが必要です。使用した穿刺針の取り扱いは、安全装置付き針を使用するか、セーフティーボックスを使用します。透析中は、血圧・脈拍などの患者状態を観察し、血流量、除水量、静脈圧、透析液圧、薬剤の注入量、漏血の有無を確認します。また、穿刺針、血液回路、ダイアライザ、圧モニターライン、薬剤注入ラインの接続を確認します。透析の終了時には患者血液を体内に戻して抜針・止血を行います。

POINT

● 透析室は体外循環を行うため、血液による汚染リスクが高い特殊な場所である。
● 透析患者は免疫能が低下しているため感染症に罹患しやすい。
● 内シャントと人工血管は動脈血が流入してくるため血管内圧が高く、針を刺入して体外循環する際には血液が飛散する可能性がある。
● 血液透析には大量の水が必要で、水は軟水化と汚染物質の除去後に透析液が作成される。

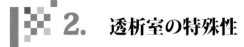

2. 透析室の特殊性

透析室は一般病棟とは異なり、次のようは特殊性があるため感染のリスクが高くなり、標準予防策では感染対策が不十分です。

① 処置の特殊性

透析時に行われる特殊な処置には、穿刺、抜針、静脈注射があります。穿刺・抜針時の血液飛散や血液汚染した静脈注射によるＢ型肝炎やＣ型肝炎などの血液媒介ウイルス感染症が問題となります。透析中の血液が充満している血液回路の不具合を調整するときにも、血液が飛散する可能性があります。透析患者は毎回透析ごとに穿刺と抜針を行い、赤血球造血刺激因子製剤（ESA）、注射鉄剤などの静脈注射製剤の使用が多いため、感染のリスクが高くなります。カテーテルを用いて透析を行う場合、カテーテルの挿入時、透析ごとにカテーテルを血液回路に接続や離脱するときに血液に汚染されることがあります。医療従事者も患者の処置中に血液に曝露される可能性があります。

② 環境の特殊性

透析室は多数の患者が同時に透析治療を行い、透析装置、透析ベッド、患者用更衣室、待合室などの空間を共有し、ベッド間隔が狭いため、インフルエンザ、感染性胃腸炎などの接触感染と飛沫感染のリスクが高いばかりでなく、Ｂ型肝炎ウイルス（HBV：Hepatitis B Virus）やＣ型肝炎ウイルス（HCV：Hepatitis C Virus）などの血液媒介感染のリスクが高い環境です。

家庭血液透析または腹膜透析を受けている患者の新型コロナウイルス感染症（COVID-19）の罹患率と入院率は、通院血液透析患者の2分の1から3分の1と、在宅透析の感染率は低いことが報告されています[7-9]。血液透析患者がCOVID-19に罹患した場合は、隔離での透析など、特別な対応や多くの医療資源を必要とします。

③ 患者の特殊性

　透析患者は免疫不全の状態にあり、さらに、高齢化、低栄養状態のため感染に対する抵抗力が低下しています。そのため、透析室においては標準予防策では不十分であるため、より高い水準の感染対策が必要です。そのため、米国疾病管理予防センター（CDC：Centers for Disease Control and Prevention）は『血液透析患者における感染予防のためのガイドライン』[10] を公表しています。

> **POINT**
> ● 透析室は血液を媒介する感染のリスクが高い場所である。
> ● 透析室は接触感染と飛沫感染のリスクが高い場所である。
> ● 透析室の感染対策は標準予防策では不十分である。

3. 透析処置における手指衛生

① 手指衛生の選択基準とタイミング

　手指が肉眼的に汚れている場合は液体石鹸と流水にて手洗いします。手指が血液・体液などで汚染された場合にも液体石鹸と流水にて手洗いします。環境中の病原体が患者や医療従事者の手を介して蛇口に付着する可能性があるため、手洗い場の蛇口は手が触れないセンサー反応タイプが奨められます。手指が肉眼的に汚れていない場合はアルコール手指消毒薬による手指衛生を行います。固形石鹸で手洗いをすると、手に付いた病原体が固形石鹸に付き、次に手を洗う人の手に付着して病原体が伝播されるため、固形石鹸の使用は避けます。液体石鹸は、病原体の伝播を防ぐために、希釈の必要がない原液・使い捨ての製品を用い、できれば容器に触れずに液を出すセンサー反応タイプが奨められます。

　手指衛生は、❶患者に触れる前、❷清潔・無菌操作の前、❸体液曝露の可能性の後、❹患者に触れた後、❺患者周辺の環境に触れた後 、に行うことが推

奨されています[11]。手袋をして患者処置を行い、処置後に手袋を外したときに手指が肉眼的に汚れていなければ、アルコール手指消毒薬による手指衛生を行います。

　はがれかかったマニキュア、長い爪、付け爪には細菌が付きやすいのでやめましょう。また、指輪の下にも細菌が付きやすいので指輪を外して仕事をしましょう。

注意　**マニキュア、付け爪禁止！　長い爪禁止！　指輪は外す！**

MEMO

　使用前には細菌が検出されなかった固形石鹸と液体石鹸を1週間使用したところ、固形石鹸の92〜96%、液体石鹸の8% から細菌が検出されました。固形石鹸から分離された細菌数は液体石鹸から検出された細菌数より有意に多く、検出された細菌は黄色ブドウ球菌（*Staphylococcus aureus*）が多かったとの報告があります[12]。

MEMO

　世界保健機関（WHO）は、医療従事者の手指は病原体の重要な伝播経路となっているため、医療従事者が適切なタイミングで正しい手指衛生を行うことと、手指衛生の遵守率を改善させることが医療関連感染を防ぐと呼びかけています。その中で、『My 5 Moments（私の手指衛生5つの瞬間）』として示された手指衛生のポイントは、❶患者に触れる前、❷清潔・無菌操作の前、❸体液曝露の可能性の後、❹患者に触れた後、❺患者周辺の環境に触れた後、として提唱されています[11]。

MEMO

　付け爪をしている医療従事者によるカンジダ・アルビカンス（*Candia albicans*）の手術部位感染3名のアウトブレイク、セラチア・マルセッセンス（*Serratia marcescens*）の手術部位感染2名のアウトブレイクの報告があります[13,14]。爪下の微生物数は爪の長さと相関します[15]。新生児集中治療室での新生児の緑膿菌（*Pseoudomonas aeruginosa*）の保菌は医療従事者の付け爪とネイルラップがリスクファクターとなります[16]。

② 手袋

標準予防策では、汚染された物に触れる可能性のあるときのみに手袋を着用します。しかし、透析室では患者や器材に触れるときはいつも手袋を着用します。

透析室に持ち込まれる患者物品は血液・体液に汚染されている可能性があります。そして、その汚染は医療従事者の手によって他の患者に伝播されます。したがって、患者のケア時や備品に触れるときはいつも手袋を着用します。そして、次の患者や処置に移る前には手袋を外して、手洗いを行います。手指が肉眼的に汚れていなければアルコール手指消毒薬で手指衛生を行います。

手袋の表面は汚染されている可能性があるため、手指が汚染されないように注意した、適切な外し方を行う必要があります。手袋の外し方は、片方の手で手袋の端を汚染された手袋が裏返しになるように引き、手袋が裏側になるよう外していきます。次に、手袋を外した手を、反対の手袋の外側に触れない様に内側に入れ、手袋を裏返しながら、外した手袋ごと包み込むように外していきます。外したら、持っている手袋ごとゴミ箱に捨てます。手袋を外した後は手指衛生を行います。

手袋は使い捨てとし、1患者、1処置ごとに交換し、交換するたびに手指消毒を行います。手袋を外した後にも手洗いを行うのは、❶手袋に孔（ピンホール）や欠陥がある可能性、❷手首が汚染されている可能性、❸手袋を外すときに汚染される可能性、による微生物の伝播を防ぐためです。手指が肉眼的に汚れている場合や、クロストリディオイデス・ディフィシル（*Clostridioides difficile*）やノロウイルスに感染した患者に接触した後は、アルコール手指消毒薬を行わずに手洗いを行います。芽胞はアルコールでは死滅しません。ノロウイルスは、ウイルスの外側を覆う脂質二重層膜がないノンエンベロープウイルスで、ウイルスの表面は硬い外殻で被われているため、アルコール除菌が効きにくいとされています。

使い捨て手袋は各種のサイズを取りやすい場所に設置し、手洗い場も複数設置することが望ましいです。手洗い場の蛇口は手指が触れないセンサー反応タイプが奨められます。透析ベッドごとにゴミ箱を設置すると手袋を捨てやすく、

短時間で新しい手袋をするためには、4～5ベッドごとに手袋の置き場所を設けるか、電子カルテが導入されている場合は、移動用パソコンに手袋を置くと手袋の交換をスムーズに行うことができます。

❸ 手指消毒薬の種類と選び方

アルコール手指消毒薬は、手荒れ防止のため保湿配合剤入りのもので、使用後ただちに手袋を着用できるように速乾性のものが奨められます。

アルコール手指消毒薬は、仕事の効率を高めるために、透析ベッドの近く、入口の近く、ナースステーション内などの各所に設置します。また、手荒れの皮膚には細菌が多く付着しやすいため、手荒れ防止のためのクリームやローションも設置するようにします。

アルコール手指消毒薬で速やかに手指衛生を行うために、透析スタッフの身に付ける携帯タイプのものもあります。スタッフの一人ひとりが個人専用のアルコール手指消毒薬を身に付けると、定期的にアルコール手指消毒薬の使用量が点検でき、手指衛生が行われているかのチェックができます。

> **MEMO**
>
> 　手荒れの皮膚には健康な皮膚に比べて細菌が多く付着し[17]、細菌の種類では黄色ブドウ球菌は16.7%（手荒れの皮膚）vs 10%（健康な皮膚）、グラム陰性菌は20% vs 6.7%検出され、スタフィロコッカス・ヘモリティカス（*Staphylococcus haemolyticus*）は手荒れの皮膚のみ16.7%に検出されました[18]。さらに、手荒れの皮膚には健康な皮膚に比べて、オキサシリン耐性黄色ブドウ球菌は13.3% vs 3.3%、第3世代セファロスポリン耐性グラム陰性菌は10% vs 3.3%検出されました[18]。手荒れの皮膚は健康な皮膚に比べて、手洗いによる細菌数の減少効果は少ないとの報告もあります[19]。

4. 透析処置における個人防護具

　透析室では HBV、HCV やヒト免疫不全ウイルス（HIV：Human Immunodeficiency Virus）に感染している患者も透析をします。また透析患者はその他の病原体にも感染している可能性もあります。どの病原体を持っているかや感染の有無は検査をしない限りわかりません。すべての患者に対して種々の病原体の感染の有無を検査することは、現実的に不可能です。また、透析室の環境表面には目に見えない血液汚染もあります。そのため、すべての患者は何らかの病原体に感染している、透析室の環境表面は汚染されているとの前提で対応します。医療従事者は自分自身を守るためと衣類が汚れるのを防ぐために手指衛生を徹底し、個人防護具を着用します。個人防護具の効果を最大限発揮するためには、適切な着用方法と汚染に注意した外し方・廃棄の実施が必要です。個人防護具は正しい順序で着用し、正しい順序で外し、廃棄します。

① エプロン・ガウン

　標準予防策では、汚染された物に触れる可能性のあるときのみに手袋とエプロンやガウンを着用します。透析室の環境表面は目に見えない血液・体液で汚染されている可能性があります。そのため、透析室では血液や汚染されている可能性のある物品への曝露が常に予想されます。曝露を防ぐために、患者のケアをしたり備品に触れるときはいつも手袋をし、衣類の汚染を防ぐためにエプロンやガウンを着用します。エプロンやガウンは血液や汚染水を通さないように、防水性あるいは撥水加工されている物を使用します。個人防護具や器具は血液・体液、排泄物で汚染されたときは交換します。外すときは汚染された可能性のある表面に触れないように、表面を包み込むように折り返して外します。エプロンやガウンを外した後は手指衛生を行います。

> **MEMO**
>
> 　イタリアの5年間の職業別血液・体液医療曝露の調査では、粘膜皮膚曝露（mucocutaneous exposure）を経験した3,361名のうち、一番多い職業は助産師で5.3% が曝露を経験し、二番目は透析室勤務の看護師で4.7% が曝露を経験しました[27]。透析室は粘膜皮膚曝露のリスクがある職場です。

> **MEMO**
>
> 　2名の HCV のアウトブレイクが発生したフランスの透析施設の調査では、調査した740の環境表面サンプルの11% からヘモグロビンが検出され、7% から HCV RNA が検出されました。その施設では、手指衛生の遵守率は37% で、患者のケア後ただちに手袋を外す率は33% でした[28]。手指衛生の徹底と手袋の患者ごとの着脱が、感染予防には重要であることを示しています。

② ゴーグル・フェイスシールド

　内シャントと人工血管は動脈血が流入してくるため血管内圧が高く、針を刺

入して体外循環する際には血液が飛散する可能性があります。穿刺と返血時、血液が飛散するような処置をするときは、サージカルマスクとゴーグルやフェイスシールドを着用して自分自身を守ります。このとき、飛沫物がゴーグルやフェイスシールドと顔の隙間から入り込まないよう、顔にフィットする物を着用します。ゴーグルやフェイスシールドの表面は目に見えない血液で汚染されている可能性があるため、外すときはゴーグルやフェイスシールドの表面に触れないように注意し、フレームの部分を持って外します。

③ サージカルマスク

透析室では、患者処置をするときに患者の咳やくしゃみなどの飛沫物が透析スタッフに付着する可能性があります。サージカルマスクは飛沫物から口腔・鼻粘膜を防護しますが、着用時に顔とサージカルマスクの間に隙間があると効果がないため、隙間ができないよう密着させます。サージカルマスクを外すときは、汚染されている可能性のあるマスクの表面に触れないように、耳ゴムを持って外します。サージカルマスクを外した後には手指衛生を行います。

④ 着脱のタイミング

エプロンやガウン、サージカルマスク、手袋は透析の開始前に着用します。手袋は最後に着用します。その理由は、手袋の表面が汚染されることを防ぐためと、個人防護具を着用する際に手袋が損傷して孔（ピンホール）が開くことを防ぐためです。患者の処置ごとに手袋は交換して廃棄します。手袋を外した後は手指衛生を行います。バスキュラーアクセスへの穿刺時と返血時、創部処置時、汚物処理時には、肉眼的に汚れていなくても、エプロンやガウンの表面が血液や体液に汚染されている可能性があるため、処置ごとにエプロンやガウンを交換します。基本的には1処置1防護具です。HBV陽性患者を担当した後は、必ず手袋とプラスチックエプロンの両方を交換します。ゴーグルやフェイスシールドは穿刺時と返血時に着用します。注射針など鋭利な物を足元に落としたとき、スリッパやサンダルでは感染防御にならないため、靴やスニーカーなど

の足元を覆うものを履きましょう。仕事の終了時にはエプロンやガウン、サージカルマスクを廃棄します。

POINT

● 透析室の感染対策5大原則
　❶ 手指衛生の実施を徹底する。
　❷ 常時エプロンやガウンを着用する。
　　ただし、B型肝炎ウイルス陽性患者の処置後はエプロンやガウンを廃棄して交換する。
　　エプロンやガウンが汚染される可能性がある場合は、処理ごとにエプロンやガウンを交換する。
　❸ 常時手袋を着用し、患者ごとに交換する。
　❹ 供給器材、器具、薬剤を単一の患者に限定して使用する。
　❺ 穿刺時と返血時にゴーグルやフェイスシールドを着用する。

---

5. 透析処置における環境整備

① 透析室のレイアウト

　透析室には、処置室、診察室、薬剤準備室、患者用更衣室、患者用トイレ、患者用洗面所、透析機械室、倉庫、廃棄物保管スペースを設置します。透析室への出入りの際に、扉などへ手指を触れないことが感染対策になるため、自動扉の設置が望ましいです。自力歩行ができない患者がいるため、入り口には車いすやストレッチャーを収納するスペースが必要です。透析室に入室後直ちに手洗いができるようにするため、患者用更衣室、患者用トイレ、患者用洗面所の入り口には手洗場を設置します。診察室は患者用更衣室に隣接させます。

　透析は大量の水を使用し、また、血液に汚染される可能性があるため、床は簡易防水とし、床面の洗浄と消毒ができるようにします。手洗い場は複数設置し、蛇口は手指が触れないセンサー反応タイプにし、水を拭き取るペーパータオルを設置します。

一般透析患者と重症・感染症透析患者が混在しないように、重症・感染症透析患者用の個室を用意します。飛沫感染を防ぐには200cm 以上の距離が必要ですが、透析ベッド間隔を200cm 以上にすることは現実的には不可能なため、ベッド間隔は100cm 以上が推奨されています[29]。インフルエンザや新型コロナウイルスの流行期には、全員がマスクをすることで対応します。感染患者からの飛沫感染を防ぐためには、個室隔離、カーテン・スクリーンによる遮断、時間的・空間的な隔離で透析を行います。厚生労働科学特別研究事業「腎臓病・透析患者における COVID-19対策の全国調査および易感染性・重症化因子の後方視的解析」研究班の調査では、COVID-19流行後もベッド間隔を100cm 以上とっている施設は30％程度で、流行前と比べて変化はありませんでした[30]。

　スタッフステーションはオープンカウンターとし、スタッフの作業動線を考慮して、個室透析室と一般透析患者の透析室に隣接させます。薬剤準備室はスタッフステーションの隣に設置します。

　透析液の製造機械と倉庫は透析室に近接させます。廃棄物保管スペースは透析室の隅などの安全な場所、あるいは、透析室に隣接して設置します。

MEMO

　HCV 感染患者に関しては、CDC[31] および国際腎臓病予後改善委員会（KDIGO：Kidney Disease Improving Global Outcomes）[32] のガイドラインでは、環境表面（ベッド、テーブル、壁など）は HCV の感染経路ではないため、HCV 感染患者の隔離または透析ベッド固定は推奨していません。しかし、日本透析医学会の『透析患者のC型ウイルス肝炎治療ガイドライン』[33] では、日本の HCV 感染罹患率は欧米より高いため、HCV 感染患者の隔離ないしは透析ベッド固定が推奨されています。最近では、HCV 感染患者の隔離ないしは透析ベッド固定では、HCV のアウトブレイクは統計学的有意に減らないとの「血液透析の治療方法と患者の予後についての調査（DOPPS：Dialysis Outcomes and Practice Patterns Study）」の報告があります[34]。

MEMO

　手洗い場などのシンクの排水口にカルバペネム耐性菌がバイオフィルムを形成し、その部位に水が当たることにより細菌が周辺に飛散して、アウトブレイクが発生したことが報告されています[35]。シンクの排水口は消毒や取り換えをしたり、または蛇口からの水が直接排水口に当たらないような構造への変更が必要です。

② 透析室の環境表面

　手指が頻繁に触れる環境表面は頻回の清掃が必要です。環境表面は医療機器表面とハウスキーピング表面に分類されます。医療機器表面は透析装置の表面、器具、カートなどです。ハウスキーピング表面は手指の高頻度接触表面（Frequent hand-contact）と手指の低頻度接触表面（Minimal hand-contact）に分類され、手指の高頻度接触表面は、ドアノブ、ベッド柵、電灯スイッチ、カルテ、バインダーなどで、頻回に拭き取る必要があります。手指の低頻度接触表面の水平表面は、窓敷居、ハードフロアの表面などで、垂直表面は、壁、ブラインド、窓のカーテンなどで、定期的な清掃か汚れたときの清掃で十分です。

MEMO

　Association for Professionals in Infection Control and Epidemiology（APIC）Elimination Guide では、透析患者の感染予防のために、❶環境の汚染を除去すること、❷手指衛生を徹底すること、❸医療従事者と患者にワクチン接種を行うこと、❹結核のスクリーニングを行うこと、❺投薬と注射の安全対策をすること、❻手術前後の感染予防策を行うこと、❼標準予防策と感染経路別予防策を行うこと、❽バスキュラーアクセスの感染対策を行うこと、❾水処理を行うこと、❿医療従事者と患者に安全教育を行うこと、が推奨されています[36]。

　患者の交代ごとに清掃を行います。血液などの汚染がある場合は、消毒薬での拭き取りが必要です。血液などの汚染がない場合には、患者や透析スタッフの手指が頻繁に触れるコンソール、オーバーベッドテーブル、ベッド柵などの清掃は日常的な清掃をします。洗浄剤は家庭用洗浄剤を使用します。

POINT

- 手指が頻繁に触れる環境表面は頻回の清掃が必要である。
- 患者の交代ごとに清掃を行う。
- 血液などの汚染がない場合には、手指の高頻度接触表面の清掃は日常的な清掃をする。

MEMO

　HCV を含む乾燥血漿を用いてチンパンジーに HCV を感染させた研究では、16時間の常温保存では感染が成立しましたが、4日間と7日間の保存では感染が成立しませんでした[37]。一方、環境表面に HCV を付着させた研究では、乾燥表面で、HCV は5日間生存したとの報告と、4℃と22℃の温度下で6週間生存したとの報告があります[38,39]。またツベルクリンシリンジに HCV を付着させた研究では、HCV は63日間生存したとの報告があります[40]。HCV は4℃の液体中では5ヶ月間生存できたとの報告もあります[41] が、乾燥環境下の常温では数時間～数日間で感染能力を失います。一方、HCV の RNA コピー数と感染能力は相関しません[41]。環境表面の消毒薬による消毒で HCV RNA は検出されなくなりました[38]。環境表面の消毒が大切です。

Reference

1) Syed-Ahmed M et al：Immune dysfunction and risk of infection in chronic kidney disease. Adv Chronic Kidney Dis 26(1)：8-15, 2019
2) Vaziri ND et al：Effect of uremia on structure and function of immune system. J Ren Nutr 22(1)：149-156, 2012
3) Reddy S et al：Vaccination in chronic kidney disease. Adv Chronic Kidney Dis 26(1)：72-78, 2019
4) 花房規男ほか：わが国の慢性透析療法の現況（2020年12月31日現在）. 透析会誌 54(12)：611-657, 2021

5) 新田孝作：わが国の慢性透析療法の現況 (2017年12月31日現在)．透析会誌51(12)：699-766, 2018
6) 菊地　勘：新型コロナウイルスと血液透析①透析患者における新型コロナウイルスの総論ー都内の感染状況と対策を含めてー．透析会誌55(2)：7-77,2022
7) Weinhandl ED et al：Initial effects of COVID-19 on patients with ESKD. J Am Soc Nephrol 32(6)：1444-1453, 2021
8) Perl J et al：COVID-19 among adults receiving home verus in-center dialysis. Clin J Am Soc Nephrol 16(9)：1410-1412,　2021
9) Cozzolino M et al：COVID-19 pandemic era：is it time to promoto home dialysis and peritoneal dialysis? Clin Kidney J 14 Suppl1：i6-i13, 2021
10) CDC：Recommendations for preventing transmission of infections among chronic hemodialysis patients.
http://www.cdc.gov/mmwr/PDF/rr/rr5005.pdf
11) WHO Guidelines on hand hygiene in health care.
http://whqlibdoc.who.int/publications/2009/9789241597906_eng.pdf
12) Mc Bride ME：Microbial flora of in-use soap products. Appl Environ Microbiol 48(2)：338-341, 1984
13) Parry MF et al：Candida osteomyelitis and diskitis after spinal surgery：an outbreak that implicates artificial nail use. Clin Infect Dis 32(3)：352-357, 2001
14) Passaro DJ et al：Postoperative *Serratia marcescens* wound infections treated to an out-of-hospital source. J Infect Dis 175(4)：992-995, 1997
15) Lin CM et al：A comparison of hand washing techniques to remove *Escherichia colli* and calciviruses under natural or artificial fingernails. J Food Prot 66(12)：2296-2301, 2003
16) Foca M et al：Endemic *Pseoudomonas aeruginosa* infection in a neonatal intensive care unit. N Eng J Med 343(10)：695-700, 2000
17) Larson E：Hygiene of the skin：when is clean too clean? Emerg Infect Dis 7(2)：225-230, 2001
18) Rocha LA et al：Changes in hands microbiota associated with skin damage because of hand hygiene procedures on the health care workers. Am J Infect Control 37(2)：155-159, 2009
19) Larson E：Skin hygiene and infection prevention：more of the same or different approaches? Clin Infect Dis 29(5)：1287-1294, 1999
20) Alfurayh O et al：Hand contamination with hepatitis C virus in staff looking after hepatitis C-positive hemodialysis patients. Am J Nephrol 20(2)：103-106, 2000
21) Thompson ND et al：Patient-to patient hepatitis C virus transmissions associated with infection control breaches in a hemodialysis unit. J Nephrol Therapeutic S10：002, 2012
22) Girou E et al：Determinant roles of environmental contamination and noncompliance with standard precautions in the risk of hepatitis C virus transmission in a hemodialysis unit. Clin Infect Dis 47(5)：627-633, 2008
23) Thompson ND et al：Hepatitis C virus transmission in hemodialysis units：importance of infection control practices and aseptic technique. Infect Control Hosp Epidemiol 30(9)：900-903, 2009
24) Furusho N et al：Confirmation of nosocomical hepatitis C virus infection in a hemodialysis unit. Infect Control Hosp Epidemiol 25(7)：584-590, 2004
25) Senatore S et al：Hepatitis C virus outbreak in a haemodialysis unit：learning from failures. J Hosp Infect 94(3)：249-252, 2016
26) Nguyen DB et al：A large outbreak of hepatitis C virus infections in a hemodialysis clinic. Infect Control Hosp Epidemiol 37(2)：125-133, 2016
27) Puro V et al：Risk of exposure to bloodborne infection for Italian healthcare workers, by job category and work area. Infect Control Hosp Epidemiol 22(4)：206-210, 2001

28) Girou E et al：Determinant roles of environmental contamination and noncompliance with standard precautions in the risk of hepatitis C virus transmission in a hemodialysis unit. Clin Infect Dis 47(5)：627-633, 2008

29) Siegel JD et al：2007 guideline for isolation precautions：preventing transmission of infectious agents in health care settings. Am J Infect Control 35(10 Suppl 2)：S65-S164, 2007

30) 厚生労働科学特別研究事業「腎臓病・透析患者における COVID-19対策の全国調査および易感染性・重症化因子の後方視的解析」研究班：血液透析患者の COVID-19予防・診療体制調査　結果報告書（2021年2月22日）
http://www.touseki-ikai.or.jp/htm/03_info/doc/20210224_poll_report1.pdf

31) Centers for Disease Control and Prevention：Recommendations for preventing transmission of infections among chronic hemodialysis patients. MMWR Recomm Rep 50(RR-5)：1-43, 2001

32) KDIGO Clinical Practice Guidelines for the Prevention, Diagnosis, Evaluation, and Treatment of Hepatitis C in Chronic Kidney Disease：Guideline 3：Preventing HCV transmission in hemodialysis units. Kidney Int 73(Suppl 109)：S46-S52, 2008

33) 社団法人日本透析医学会：透析患者のC型ウイルス肝炎治療ガイドライン．透析会誌 44(6)：481-531, 2011

34) Jadoul M et al：Prevalence, incidence, and risk factors for hepatitis C virus infection in hemodialysis patients. Kidney Int 95(4)：939-947, 2019

35) Kizny Gordon AE et al：The hospital water environment as a reservoir for carbapenem-resistant organisms causing hospital-acquired infections-a systemic review of the literature. Clin Infect Dis 64(10)：1435-1444, 2017

36) Rebmann T et al：Preventinng infections in hemodialysis：An executive summary of APIC Elimination Guide. Am J Infect Control 39(1)：72-75, 2011

37) Kamili S et al：Infectivity of hepatitis C virus in plasma after drying and storing at room temperature. Infect Control Hosp Epidemiol 28(5)：519-524, 2007

38) Doerrbecker J et al：Inactivation and survival of hepatitis C virus on inanimate surfaces. J Infect Dis 204(12)：1830-1838, 2011

39) Paintsil E et al：Hepatitis C virus maintains infectivity for weeks after drying on inanimate surfaces at room temperature：implications for risks of transmission. J Infect Dis 209(8)：1205-1211, 2014

40) Paintsil E et al：Survival of hepatitis C virus in syringes：implication for transmission among injection drug users. Infect Dis 202(7)：984-990, 2010

41) Ciesek S et al：How stable is the hepatitis C virus (HCV)? Environmental stability of HCV and its susceptibility to chemical biocides. J Infect Dis 201(12)：1859-1866, 2010

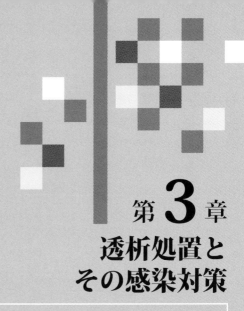

第3章
透析処置と
その感染対策

大石和久

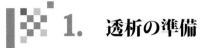

1. 透析の準備

① 医療従事者の準備

　始業時は、患者の受け入れの準備を行い、必要物品を準備します。

　医師・看護師・臨床工学士はともに患者の治療・処置を行う上での情報を伝達して情報の共有化をします。採血、注射、点滴、薬剤内服、輸血、患者の感染症情報などの患者情報は、チェックリストを用いると情報の伝達漏れが少なくなります。特に、処置と指示の変更の確認は重要です。また、体調不良のスタッフの有無を確認し、個人防護具の着用状況をお互いに確認します。スタッフに下痢、嘔吐、発熱の症状がある場合には、来院前に透析施設の担当者に前もって電話で連絡をし、医師の診察を受けるようにします。

② 透析に必要な物品

　医療器具は、感染を伝播させる可能性に基づいて、滅菌でなければならないクリティカル器具、滅菌または高水準消毒が必要なセミクリティカル器具、洗浄で十分なノンクリティカル器具の3種類に分類されます。体内に挿入される針やカテーテル、血液が流れるダイアライザ、血液回路は滅菌が必要で、正常粘膜や創のある皮膚に接触する物は、滅菌または高水準消毒が必要になります。正常皮膚に接触する鉗子、トレイ、駆血帯、肘枕などは洗浄で十分です。このような滅菌、消毒、洗浄を正しく理解するとともに、透析患者のベッドおよびその周辺に持ち込んだ器具は、目に見えない血液汚染がある可能性があるため、他の患者のベッド周辺に持ち込んではいけないと認識することが大切です。標準予防策では供給器材、器具を単一の患者に使用するように制限はしていませんが、透析室ではこれらを患者間で共有してはいけません。患者の治療区域とは別の清潔な場所で薬剤の準備をし、一度、透析室に持ち込まれた未使用の薬剤や注射器などのサプライは共通の清潔区域に戻してはいけません。そのため、駆血帯、肘枕、固定用テープは個人専用とします。シーツは未滅菌で使用しま

す。穿刺針、穿刺部保護ドレッシング材、単包アルコール消毒薬はすべて滅菌済みのものを準備します。血液回路、ダイアライザ、生理食塩液、感染性可燃物用廃棄ボックスと感染性不燃物用廃棄ボックスを準備します。透析開始セットとして準備し、その中にシーツ、穿刺部を覆う滅菌ガーゼ付きテープ、穿刺針と血液回路を固定するテープ、透析終了時セットが入っていると便利です。透析終了時セットの中には、止血用ガーゼと滅菌ガーゼ付きテープが入っています。

③ ダイアライザ・血液回路の準備

　手指衛生を行い、手袋を着用します。開封前に透析治療予定者のダイアライザと血液回路が指示通りのものかを確認します。包装に記載されている滅菌有効期限と包装に破損があるか否か、異物の混入があるか否かを確認します。開封後は、ダイアライザと血液回路の外観と内部に異常がないことを確認します。

④ ダイアライザ・血液回路の組み立て

　透析装置のダイアライザホルダーにダイアライザを装着します。ダイアライザと血液回路の接続は接続部には触れないように清潔操作を行います。チューブを鉗子などでクランプする場合、鉗子などで傷付けないよう注意します。接続後は、チューブの折れ、曲り、ねじれがないこと、コネクターなどの緩み、脱落がないことを確認します。チューブとコネクターの接続部を過度に引っ張る、押し込む、折り曲げるような負荷を加えないように注意します。

MEMO

● **洗浄充填（プライミング）**

　プライミングは、ダイアライザと血液回路内の微細な塵とダイアライザ膜の保護剤などを生理食塩水や透析液で洗浄し、また、血液回路内の空気を除去し、生理食塩水や透析液で充填し透析治療ができる状態にすることです。このとき、ダイアライザや血液回路の破損・不良の有無を観察します。近年、透析装置の進歩とともに透析液を使用した自動プライミングが普及してきました。

⑤ 薬剤の準備と管理

透析室には目に見えない血液汚染がある可能性があるため、透析室と調剤区域を分離し、透析室とは別の場所に薬剤準備室を設置します。薬剤の準備は、薬剤専用の部屋で行い、清潔な物品の配送を一方通行にした業務を確立します。透析患者のベッドおよびその周辺に持ち込んだ薬剤には目に見えない血液汚染がある可能性があるため、ベッドサイドに運んだ薬剤は使用しなくても元に戻しません。薬剤を準備するときは、1. きれいな雑巾でテーブルを拭き、2. サージカルマスクを着用し、3. 手指消毒 をし、4. 清潔操作で、薬剤を準備します。可能な限りプレフィルドシリンジ製剤を用います。持ち込まれた物品は1人の患者のみに使用します。

 注意　ベッドサイドに運んだ物品は未使用でも戻さない！

MEMO

● プレフィルドシリンジ

あらかじめ薬剤がシリンジの中に充填された注射器をプレフィルドシリンジといいます。使用時に薬剤を注射器に吸い上げる必要がないため、リスクマネジメントの観点から次のようなメリットがあります。

● 微生物や異物の混入を軽減するため感染のリスクを軽減する。
● 投与量をあらかじめ充填することにより調整時の人的なミスを減らすことができる。
● 緊急時に迅速な対応ができる。
● 調整に伴う作業時間を減らすため、医療従事者の作業時効率が高くなる。
● 薬剤管理を簡便に行うことができる。
● 調整時の針刺しを減らす。

6 患者の準備

　まず、透析予定の患者の体調を把握します。体調の異常があれば申し出てもらいます。下痢、嘔吐、発熱の症状がある場合には、待合室に入室する前に透析スタッフに連絡するよう指導します。特に、インフルエンザや新型コロナウイルスの流行期の発熱症状や、同居家族に発熱・下痢・嘔吐の症状がある場合にも、患者あるいは患者の家族から透析施設の担当者に前もって電話で相談するようにします。同居家族の発熱情報に関しては、報告を忘れることがあるため、入室時にも質問します。咳のある患者はサージカルマスクを着用します。インフルエンザと新型コロナウイルスの流行期には患者全員にサージカルマスクを着用してもらいます。

　食事摂取状況、飲水状況、体重、バイタルサインをチェックし、前回の透析終了後からの変化を把握します。呼吸困難の症状があれば胸部X線で肺うっ血の有無を確認します。

POINT

- 透析前には、患者の治療・処置を行う上での情報伝達をして情報の共有化をし、物品を用意する。
- 透析室では、供給器材、器具、薬剤を患者間で共有してはいけない。
- 薬剤の準備は、薬剤専用の部屋で行い、清潔な物品の配送を一方通行にした業務を確立する。ベッドサイドに運んだ薬剤は使用しなくても元に戻してはいけない。
- 体調の異常があれば、待合室に入室する前に透析スタッフに連絡するよう患者を指導する。

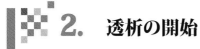

2.　透析の開始

① 開始時における感染対策の原則

　医療従事者は血液の飛散から自分自身を守るために、エプロンやガウン、サージカルマスク、ゴーグルやフェイスシールド、手袋などの個人防護具を着用します。医療材料・皮膚消毒薬は使い捨てキットを用いることが望ましいです。穿刺時には、未滅菌の処置用シーツを敷き、穿刺部に触らずにノータッチテクニックで実施します。駆血帯、肘枕、固定用テープは個人専用とし、共有してはいけません。穿刺部位は、滅菌ガーゼ付テープを使用します。患者ごとに手袋を交換します。

> **MEMO**
>
> 　Association for Professionals in Infection Control and Epidemiology（APIC）Elimination Guide では、バスキュラーアクセスの感染予防のために、❶アクセス部位周辺の皮膚を清潔にして乾燥させること、❷毎日アクセス部位を観察すること、❸アクセス側の腕に関して、締め付ける服を着ない、宝石を付けない、腕枕をしない、血圧を測定しない、採血をしないように注意を払うこと、❹穿刺時に無菌操作をすること、が推奨されています[1]。

② 開始時に必要な物品

　駆血帯、肘枕、固定用テープは個人専用として準備します。シーツは未滅菌のものを用意します。穿刺針、穿刺部保護ドレッシング材、単包アルコール消毒薬はすべて滅菌済みのものを準備します。透析開始セットとして準備し、その中にシーツ、穿刺部を覆う滅菌ガーゼ付きテープ、穿刺針と血液回路を固定するテープ、透析終了時セットが入っていると便利です。透析終了時セットの中には、止血用ガーゼと滅菌ガーゼ付きテープが入っています。

災害時の緊急透析離脱セットもベッドサイドに常備します。

> **MEMO**
>
> 　透析開始セットとして、その中にシーツ、穿刺部を覆う滅菌ガーゼ付きテープ、穿刺針と血液回路を固定するテープ、透析終了時セットが入っていると物品を準備する負担が減り、また、患者間の物品の移動がないため感染対策となります。透析終了時セットの中には、止血用ガーゼと滅菌ガーゼ付きテープが入っています。

③ 穿刺部位の準備

　穿刺部位の洗浄として、消毒前の十分な皮膚洗浄が重要です。有機物が付着していると消毒の効果が減弱するため、液体石鹸と流水にて洗浄します。皮膚の洗浄ができない場合には、ウェットティッシュで有機物の拭き取りをした後、擦式アルコール消毒薬でシャント肢全体を消毒します。

> **MEMO**
>
> 　入院患者と外来患者240名の手掌の細菌叢を手指衛生の前後で調べた研究では、手洗いができる患者は液体石鹸で手洗い後にペーパータオルで拭き取りをし、手洗いができない患者はウェットティッシュで2回手掌、手背、指の間の拭き取りをしたところ、手指衛生後は細菌叢が減少しました。メチシリン耐性黄色ブドウ球菌（MRSA：Methicillin-Resistant *Staphylococcus aureus*）は手指衛生前に29名の手掌から検出され、手指衛生後は11名に減少しました。また、透析患者48名のうち手指衛生前は5名の手掌から MRSA が検出され、手指衛生後は2名に減少しました[2]。

④ 穿刺部位の消毒方法

■ 穿刺部位の確認ポイント

　バスキュラーアクセスは透析患者にとって透析を行う上で非常に大切なもの

です。アクセスのトラブルは透析治療そのものを不可能にすることがあります。"シャント"音は血液が内シャントの血管を流れる音です。通常は聴診器で「ゴーゴー」や「ザーザー」という音を聴きますが、血管に狭窄があると「ヒューヒュー」と高い音になります。内シャントが閉塞すると血流音は聞こえなくなります。"スリル"は血液が流れる振動を指で感じることですが、血流が低下するとスリルが弱くなります。穿刺の前にシャント血流に異常がないかシャント音とスリルを確認します。シャントの観察を行い、発赤・腫脹などの感染兆候がないかも観察します。また、前回の穿刺部位に異常がないか確認します。シャントに異常がないことを確認してから穿刺部位を消毒をします。

> **MEMO**
>
> バスキュラーアクセスはタイプにより感染率に差が見られ、バスキュラーアクセス感染率は、患者100名・月あたり、自己血管で0.56、人工血管で1.36、カフ型カテーテルで8.42、非カフ型カテーテルで11.98です[3]。

■ 皮膚消毒薬の種類と特徴

　消毒薬には、消毒用アルコール（通常エタノール80%）、70%イソプロパノール、0.5%を超える濃度のクロルヘキシジングルコン酸塩、0.5%を超える濃度のクロルヘキシジングルコン酸塩含有アルコール、10%ポビドンヨードがあります。アルコールは速やかな殺菌効果（即効性）を示し、速乾性です。クロルヘキシジングルコン酸塩は皮膚吸着による持続的な殺菌効果（持続効果）があります。クロルヘキシジングルコン酸塩含有アルコールは両者の特性があります。アルコールにアレルギーのある場合にはクロルヘキシジングルコン酸塩またはポビドンヨードを用います。

● 消毒用アルコール（単包製剤あるいは複数枚パック製剤）

　消毒用アルコールは単包製剤あるいは複数枚パック製剤を用います。作り置きのアルコールは汚染している可能性があり、また、アルコール濃度が低下している可能性があります。アルコールの殺菌効果はタンパク質の変性によるもので、50〜80%のアルコール濃度が最も効果的です。タンパク質は水のない状態では変性しないため、これ以上のアルコール濃度では殺菌効果

が低下します。

◉ クロルヘキシジングルコン酸塩

　殺菌効果に速効性がないため、穿刺2〜3分前に皮膚消毒を実施します。クロルヘキシジングルコン酸塩は皮膚に吸着して残留活性があるため持続効果があります。クロルヘキシジングルコン酸塩は0.5% を超える濃度が望ましいです。単包化された1% クロルヘキシジングルコン酸塩が販売されています。　クロルヘキシジングルコン酸塩でアナフィラキシーショックが生じた例が報告されているため、高い濃度のクロルヘキシジングルコン酸塩の使用時には注意が必要です。穿刺時には消毒部位を乾燥させて、血管内にクロルヘキシジングルコン酸塩が混入しないように注意しましょう。日本では、皮膚の創傷面の消毒にクロルヘキシジングルコン酸塩を用いる場合は0.05% の濃度を用いることになっており、0.5% の濃度を用いることは禁忌とされているため、穿刺部位の皮膚に創がある場合には使用しないようにしましょう。

　クロルヘキシジングルコン酸塩含有アルコールは、クロルヘキシジングルコン酸塩の持続効果に加えてアルコールの速やかな殺菌効果が期待できます。

◉ 10% ポビドンヨード

　ヨウ素分子は微生物の細胞膜を通過し、アミノ酸および不飽和脂肪酸と複合体を形成して、タンパク質合成を障害することにより細胞膜を変化させて細胞を不活化します。殺菌効果が出るまで（自然乾燥するまで）3〜4分の時間がかかるのは、基剤からヨウ素が遊離するのに時間がかかり、乾燥するころに殺菌効果が出るためです。速く乾かしたいために扇いだり、ガーゼで拭き取ることはやめましょう。乾くまでの時間が作用時間です。着色しますが消毒した範囲が一目でわかります。発疹、アレルギー様の症状が出ることがあるため、過敏症の既往歴を確認しましょう。

◼ 皮膚消毒薬の選び方

　皮膚消毒は、消毒用アルコール、70% イソプロパノール、0.5% を超える濃度のクロルヘキシジングルコン酸塩、0.5% を超える濃度のクロルヘキシジングルコン酸塩含有アルコール、10% ポビドンヨードのいずれかを用います。アルコールにアレルギーのある場合は、クロルヘキシジングルコン酸塩またはポビドンヨードを用います。透析現場では多数の患者の透析を開始する必要が

あるため、即効性・速乾性の皮膚消毒薬が求められます。透析用カテーテルの挿入時の皮膚消毒は、カテーテルの材質に適合したものを使用します。カテーテルの材質はポリウレタンが広く使用されているため、カテーテル留置中の皮膚挿入部の消毒はアルコールを使用せずに、ポビドンヨードまたはクロルヘキシジングルコン酸塩を用います。カテーテル接続部のハブの消毒は、アルコールを用いると強度が低下するとの記載があるカテーテルがあるため、添付されている取扱文書に従って消毒します。

■ 皮膚の消毒方法

　皮膚の表面は脂で覆われており、その下に古い角質があります。これらは汚染しやすい物質のため、消毒用アルコールは皮脂とともに古い角質も取るつもりで皮膚をこすりますが、皮膚が赤くなるほどの圧は避けましょう。綿球で往復運動をすると汚れを皮膚の中に引き込むことになるため、2〜3回綿球の同一面で1方向に清拭します。クロルヘキシジングルコン酸塩はアルコールに比べて即効性がありません。クロルヘキシジングルコン酸塩は皮膚の洗浄後、皮膚を傷付けることを避けるため、こすらずに塗布します。また、高い濃度のクロルヘキシジングルコン酸塩は血管内に入るとアナフィラキシーショックを起こすことがあるため、必ず消毒部位を乾燥させてから穿刺しましょう。ポビドンヨードは同心円状に外側の周囲へ向かって広げ、2〜3分間塗ったまま放置します。消毒後はベッドサイド近くに設置した廃棄ボックスに廃棄します。

(5) 穿刺針とその取り扱い

　穿刺針は可能ならば安全装置付き針を使用し、使用済みの針は黄色のバイオハザードマークのあるセーフティーボックスに廃棄します。HBV 陽性患者とHCV 陽性患者の穿刺には、安全装置付き針を用います。セーフティーボックスは容易に手が届く場所に置き、使用後の穿刺針はリキャップせずにセーフティーボックスに廃棄します。廃棄物はベッドサイドに設置した廃棄ボックスに廃棄します。血液が付着した使い捨て製品は感染性廃棄物として廃棄します。感染性廃棄物保管容器は漏出しないものを使用し、橙色のバイオハザードマークを貼ります。

針刺しは、穿刺時だけではなく、針を片付けるときにも起こることがあります。穿刺時の針刺しでは曝露源の患者を同定できますが、針を片付けるときに針刺しが起こった場合には、どの患者に使用した針かを確実に同定することは困難です。そのため、針を片付けるときにも注意が必要です。

> **MEMO**
>
> 　1996〜1998年の3年間のヒト免疫不全ウイルス（HIV：Human Immunodeficiency Virus）研究班によるエイズ拠点病院を対象とした調査では、針刺しは総計11,798件で、100床あたり4件でした。発生状況では、リキャップ時が26%、鋭利器材使用中が22%、使用後廃棄までが22% と採血後のリキャップ時が最も多かったです[4]。
> 　米国では1998年にカリフォルニア州で「針刺し防止法」が制定、2000年に連邦法に格上げされ、安全器材の使用、針刺し報告と予防計画の作成が義務付けられています。

> **MEMO**
>
> 　医療の多くの分野で安全装置付き針は導入されており、導入後に針刺しは22〜100% 減少したとのメタ解析の報告があります[5]。しかし、安全装置付き針でも針を抜いてから廃棄する間には目に見えない血液の飛散があるので注意が必要です[6]。

⑥　穿刺操作

　穿刺時には常に感染のリスクを伴います。駆血帯、肘枕、固定用テープは患者専用とします。消毒済みの皮膚には触れずに穿刺します。針の刺入部は滅菌テープで保護します。

⑦　血液回路の接続・固定

　穿刺部は滅菌ガーゼ付きテープで覆います。抜針事故を防ぐために血液回路を皮膚にしっかりと固定します。テープと針・血液回路、テープと皮膚の接着

面積を大きくすると接着力が大きくなります。血液回路の接続・固定のときの汚染物質が付着した手袋で装置に触れないように操作します。

　穿刺針と血液回路を皮膚に固定する際には、テープの支持体および粘着剤の違いにより種々のテープがありますが、テープの種類の違いによる抜針頻度の違いはないと考えられます。テープの使用枚数については、A（脱血）側針およびV（返血）側針は各々2枚で固定する施設が多いようです。抜針の可能性が高い患者には、接着面積が大きくとれるΩ（オーム）固定、α（アルファ）固定を行います。固定血液回路はA側とV側各々2枚ずつを使用している施設が多いようです。一度はがしたテープは粘着力が落ちるため再度の使用をしません。血液回路の固定法に関しては、ストレート固定、S字固定、U字固定、ループ固定があります[7]。

POINT

- 血液の飛散から自分自身を守るために個人防護具を着用する。
- 駆血帯、肘枕、固定用テープは個人専用として準備する。
- 消毒前の十分な皮膚洗浄が重要である。
- 皮膚消毒薬は各種の特徴を理解して正しい使い方をする。
- 消毒用アルコールは単包製剤あるいは複数枚パック製剤を用いる。
- 穿刺針は安全装置付き針を使用するか、針の廃棄にはセーフティーボックスを使用する。

MEMO

　メタ解析によると、針刺しによるHCVの感染率は1.9%です。一方、針刺しによるe抗原陽性HBVの感染率は30%と高く、HIVの感染率は0.3%と低いです[8]。

3. 透析中の管理

① 透析中における感染対策の原則

　透析中に患者処置を行う場合は、エプロンやガウン、サージカルマスク、手袋などの個人防護具を着用し、汚染物質が付着した手袋が装置に触れないように操作します。処置の終了後は手袋を破棄し、手指衛生を行い、次の患者のケアをするときは新しい手袋に交換します。血液や体液に汚染される可能性のある処置を行う場合は、処置後ごとにエプロンやガウンを交換します。

② 透析中の観察

　透析中には穿刺部位は布団や毛布で覆わずに、観察しやすいようにし、定期的に穿刺部位からの出血や腫脹の有無を確認します。穿刺部位が冷えないようにする透明なカバーもあります。穿刺部の痛みの有無も確認します。

　透析中は定期的に、血圧、脈拍などの患者状態を観察します。その際に使用する血圧計はその患者のみに使用します。血圧と脈拍の測定は患者の状況が安定していれば1時間ごとにチェックしますが、不安定な場合はチェックする回数を増やします。血流量、除水量、静脈圧、透析液圧、薬剤の注入量を定期的に確認します。穿刺針、血液回路、ダイアライザ、圧モニターライン、チャンバーの液面、薬剤注入ラインの接続も確認します。事故を防ぐために、定期的にチェックする項目をあらかじめ用意する"チェックリスト"の作成が有効です。また、指示された注射、輸血、血糖測定がある場合は、確認して実行します。

　透析時の異常は、透析液の濃度異常・温度異常、ダイアライザの漏血、血液回路の凝固・空気混入、抜針・回路離断による出血、透析条件設定ミス、血圧低下、投薬ミスなどがあります。透析治療には、医師、看護師、臨床工学士などの多くの職種が関わっているため、職種間のコミュニケーションを十分にはかり、異常が見られた場合は職種間で適切な対処が必要です。

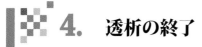

POINT

- 透析中に患者処置を行う場合は個人防護具を着用し、処置の終了後は手袋を破棄し、手指衛生を行い、次の患者のケアをするときは新しい手袋に交換する。
- 透析中の穿刺部位は観察しやすいようにする。
- 透析中は定期的にチェックする項目を決め、異常があれば適切に対処する。
- 血液や体液に汚染される可能性がある処置を行う場合は、処置ごとにエプロンやガウンを交換する。

4. 透析の終了

① 終了時における感染対策の原則

　透析の終了時には手指衛生を行い、エプロンやガウン、サージカルマスク、ゴーグルやフェイスシールド、手袋などの個人防護具を着用して返血操作を行います。返血操作後は手袋を破棄し、手指衛生を行い、患者ごとに新しい手袋に交換します。

② 返血操作

　返血とは、ダイアライザと血液回路内の血液を患者の体内に戻す操作です。通常は脱血した動脈側の回路から生理食塩水を注入して、血液を生理食塩水で置換して血液を体内に戻します。返血前には透析終了時の検査と指示のある注射をします。穿刺部の消毒を行い、止血用のガーゼを用意します。返血操作は透析装置の返血手順に従って実施します。このとき、清潔かつ安全に返血操作をする必要があります。 返血中には、患者の状態を観察しながら、圧モニターの監視と穿刺部位の観察が必要です。ダイアライザとチャンバーに残血がないかも確認します。

③ 止血方法

　患者が自分自身で止血する場合は、患者も手袋を着用しますが、片手では着用できないため透析スタッフが着用の手助けをします。スタッフが止血する場合は、スタッフへの血液の飛散を避けるために、エプロンやガウン、サージカルマスク、ゴーグルやフェイスシールド、手袋を着用して行います。シャント血流を遮断しないように、止血部位の下流で血液の拍動を感じる位の強さで人差し指・中指・薬指をそろえて圧迫します。止血ベルトを使用する場合は個人専用とし、他の患者と共用はしません。止血ベルトは強さの加減が難しく、強すぎる圧迫はシャント閉塞の原因になります。シャントを作成して早期の血管は血管壁が薄いため、圧迫により容易に血流が遮断され、また圧迫が弱いと出血するため、止血ベルトは使用してはいけません。

　止血の確認と穿刺部の腫脹の有無を確認し、血液が付着したガーゼなどは感染性廃棄物として廃棄します。止血後は手袋を廃棄して手指衛生を行います。

④ 使用した穿刺針の取り扱い

　使用後の針には血液が付着しているため、黄色のバイオハザードマークのあるセーフティーボックスを容易に手の届く場所に置き、その中に廃棄します。

⑤ 透析終了後の穿刺部位の処理

　抜針した部位は滅菌ガーゼ付きテープで覆い、出血や腫脹がないこと、バスキュラーアクセスの血流に変化がないかを確認します。出血した場合は手袋を着用して止血します。

MEMO

● 内シャント・人工血管感染の対処法

日本透析医学会の『2011年版 慢性血液透析用バスキュラーアクセスの作製およ
び修復に関するガイドライン』[9] では、穿刺部の発赤、熱感、疼痛、排膿、腫脹、
皮膚のびらん、硬結の観察を毎回透析時に行い、局所の感染に注意を払うこととし
ています。感染があれば、感染部近傍の穿刺を避け、速やかに広域スペクトルの抗
菌薬の全身投与を行います。感染の原因菌は表皮常在菌が多いですが、MRSA が原
因菌の場合もあり、バンコマイシンの併用が望ましいです。排膿があれば培養を行い、
感受性に応じて抗菌薬を変更します。感染が吻合部に近く、破裂や出血の危険性が
あるときには速やかに外科的処置を行います。浅い局所感染では、切開排膿と部分
的グラフト置換術で経路変更が可能な場合が多いです。シャント瘤感染では、瘤内
部は石灰化しているため抗菌薬が奏功しない場合が多く、破裂の危険性が高いため
外科的処置を必要とします。

全身感染ではグラフトの全抜去と一部血管の切除も必要になります。抗菌薬は少
なくとも2〜3週間投与します。重篤化すると心内膜炎になることがあるため、心エ
コーによる観察が必要です。背部痛は硬膜外膿瘍の併発を示唆しており、硬膜外膿
瘍の治療には抗菌薬も6週間投与が必要となります。

POINT

- ● 終了時は手指衛生を行い、エプロンやガウン、サージカルマスク、ゴーグルや
  フェイスシールド、手袋などの個人防護具を着用して返血操作を行う。返血操
  作後は手袋を破棄し、手指衛生を行い、患者ごとに新しい手袋に交換する。
- ● 患者が自分自身で止血するときは患者も手袋を着用する。止血ベルトを使用す
  る場合は個人専用とし、他の患者と共用しない。
- ● 透析スタッフが止血する場合は、エプロンやガウン、サージカルマスク、ゴー
  グルやフェイスシールド、手袋を着用して行う。

5. 透析後の処理

① 使い捨て器材と廃棄方法

　廃棄物はベッドサイドに設置した廃棄ボックスに廃棄します。血液が付着したガーゼ、手袋、テープなどの使い捨て製品は感染性廃棄物として廃棄します。感染性廃棄物保管容器は漏出しないものを使用し、橙色のバイオハザードマークを貼ります。使用後の針には血液が付着しているため、黄色のバイオハザードマークのあるセーフティーボックスに廃棄します。ダイアライザと血液回路は使い捨てです。すべての使用済みダイアライザや血液回路は血液が漏出しないように処理し、液体が漏出しない容器に入れて感染性廃棄物として廃棄し、橙色のバイオハザードマーク付きの廃棄ボックスに入れます。

　感染性廃棄物は、収納、保管、搬送の途中で内容物が漏出したり飛散しないように取り扱います。感染性廃棄物の保管容器には、感染性廃棄物が収納されていることが一目でわかるような表示と注意事項の明記が必要です。また、収納場所への立ち入りは関係者以外は禁止とします。感染性廃棄物以外は非感染性廃棄物として取り扱いますが、自治体により内容や処分方法に違いがあるため、施設のある自治体や保健所の指導に従います。

MEMO

● バイオハザードマーク

バイオハザードマークは国際統一マークです。

赤色は血液や臓器などの液状または泥状のものを廃棄するときに表示します。具体的には、血液・血清・血漿・体液（腹水、羊水、組織液など）、血液製剤などの液状または泥状のもの、手術などに伴って発生する病理廃棄物などがあります。容器は荷崩れ防止構造があるものを用います。

橙色は血液が付着した固形状の可燃物や固形状の不燃物で専用袋を破損させないものを廃棄するときに表示します。具体的には、血液または汚染物が付着した、ガーゼ・手袋・紙くず・繊維くず・点滴セット・注射筒などのプラスチック類など、使用済みダイアライザと血液回路、カテーテル、使用済み紙オムツ、生理用ナプキン、ビンなどのガラス類などがあります。容器の材質は段ボールが多く用いられます。

黄色は鋭利な器具で貫通する危険があるものを廃棄するときに表示します。具体的には、注射針・メス・縫合針などの鋭利なもの、穿刺用ガイドワイヤー、破片ガラスくず類などです。容器の材質は注射針などを貫通しない強度で荷崩れ防止構造があるものを用います。

② 再生処理する物品とその取り扱い

使用した鉗子やトレイは再生処理を行います。再生処理する器具・器材は、まず、洗浄により汚れを除去します。汚れは消毒と滅菌の効果を減弱します。一次処理とは、直接手などで触れても感染を起こさないレベルまで汚染を除去することです。従来、使用済み器具・器材は、透析現場で流水を用いて用手により付着した血液を洗い流していましたが（一次処理）、この一次処理を透析室で行ってから中央材料室へ搬送する方式では、一次処理を行う医療従事者が病原体に曝露される可能性があるため、近年は一次処理は行わずに、専用の回収コンテナに入れて中央材料室へ運ぶ方式が普及してきました。使用済み器具・器材は中央材料室に送るため回収コンテナに入れます。物品センターのスタッフが、周辺環境の汚染拡散に気を付けて使用済み器具・器材を回収します。血液が付着した器具・器材は血液が固まる前に洗浄しますが、血液が固まる前に

洗浄することが困難である場合には、タンパク質凝固防止剤を用いて血液やタンパク質の乾燥・凝固を防ぎます。

　設備上の問題などで中央材料室での処理ができない場合は、一次処理時に医療従事者や環境が汚染物質の飛散により汚染されないように、スタッフを教育することが必要です。

　二次処理は中央材料室で行われ、滅菌前の処理として機械による洗浄が行われます。ウォッシャーディスインフェクターにより、洗浄から消毒までを自動で行われます。

MEMO

● 一次処理

　一次処理は、感染が発生しないレベルまで洗浄して汚染を除去することで、通常、洗浄剤と水を用いて行います。確実な滅菌には、滅菌前に十分な洗浄を行うことが必要です。洗浄方法には、用手洗浄、浸漬洗浄、超音波洗浄、ウォッシャーディスインフェクターによる洗浄があります。ウォッシャーディスインフェクターは、回転するアームから噴射される強力な温水ジェット水流と洗浄剤の力により、使用済みの医療器具に付着した汚れを落とします。

　医療用洗浄剤は酸性、中性、およびアルカリ性洗浄剤と呼ばれ、また、その用途からは浸漬用やウォッシャーディスインフェクター用などに分類されています。浸漬洗浄は飛散による医療従事者の汚染曝露のリスクがあるため、酵素系洗浄剤による浸漬洗浄も行われています。

---

(3)　環境表面の取り扱い

　環境表面が微生物に汚染されているだけでは感染の原因とはなりません。汚染されている環境表面に手指が触れることにより微生物が伝播します。そのため、手指が頻繁に触れる環境表面はこまめに清掃する必要があります。手指が頻繁に触れる透析室のベッド、カウンターテーブル、透析装置表面など、ベッド周辺の環境表面には血液が付着している可能性があることを考慮して、患者の交代ごとに清掃を行います。清掃前に血液などの汚染の有無を確かめます。

目に見える血液などの汚染のない場合には、患者や透析スタッフの手指がよく触れるコンソール、オーバーベッドテーブル、ベッド柵などの清掃は日常的な清掃をします。ほとんどのハウスキーピング表面は石鹸と水、または洗浄剤／低水準消毒薬で清掃できます。拭き掃除による微生物の物理的な除去は重要です。HBs 抗原陽性患者周辺の環境清掃では拭き取りに使用した雑巾（ガーゼ）は使い捨てとします。血液などによる汚染がないかぎり消毒薬を用いる必要はなく、必要とされる以上のレベルで滅菌・消毒を行っても、それは労力や費用の無駄と考えられます。洗浄剤は家庭用洗浄剤を使用しますが、血液などの汚染がある場合は、消毒薬での拭き取りが必要です。

④ 環境表面の洗浄・消毒剤

　一般的には、透析室の清掃は家庭用洗浄剤または低水準消毒薬を使用します。最近は、米国環境保護庁（EPA：Environmental Protection Agency）に登録された医療施設などの環境衛生管理に使用される使い捨てワイプ製品が販売されています。ペルオキソ一硫酸水素カリウム（ルビスタ®）や0.5% 加速化過酸化水素液（ハイプロックスアクセル®）などの新規複合型塩素系洗浄・消毒剤は、1ステップで洗浄と消毒が可能で、ベッド周辺、トイレなどの環境表面から器具・器材まで幅広い対象の消毒が可能です。また、塩素臭が少ないという特徴があります。

MEMO

　透析室では、清掃に界面活性剤（1% マイペット）が用いられますが、現在は次亜塩素酸を生成するペルオキソ一硫酸水素カリウム製品（ルビスタ®）を使用することができます。血液汚染が頻回にあり、そのたびに拭き取りをしてから塩素系消毒薬による消毒をし、その後に水拭きをするという手間がかかるため、血液汚染に対してペルオキソ一硫酸水素カリウム製品を使用するようになりました。HBs 抗原陽性患者周辺の環境清掃では界面活性剤を用いて、雑巾（ガーゼ）は使い捨てにしますが作業が煩雑となるためペルオキソ一硫酸水素カリウム製品で清掃すると、透析

室の環境すべてが1つの消毒薬で洗浄と消毒ができます。便利なため、一般的な清掃もペルオキソー硫酸水素カリウム製品で行えます。ペルオキソー硫酸水素カリウム製品の使用は、手間がかからない利点がありますが、費用の面から透析室とノロウイルス患者への使用に限定される場合があります。新型コロナウイルス感染症患者の透析の環境清掃には、ペルオキソー硫酸水素カリウム製品を用います。

⑤ 環境表面の清掃方法

　透析室では、透析患者の交代ごとに患者周辺の環境清掃・消毒を行います。目に見える汚れがない場合には、各透析の終了後に家庭用洗浄剤もしくは低水準消毒薬で清掃します。患者が頻繁に触れるベッド周辺、血液で汚染されている可能性のある透析装置のコントロールパネルや外表面は手指の高頻度接触表面であり、患者の交代ごとに清掃・消毒を行います。環境表面に付着した病原体のほとんどは物理的な拭き取りと洗浄により除去できます。ブラインドなどの触る回数が少ない部分は手指低頻度接触表面であり、定期的な清掃または汚れたときの清掃で十分です。

　消毒は付け足しに過ぎません。強力な塩素系消毒薬（1：10希釈）であっても、大量の血液中の高濃度のウイルスを完全には不活化できません。しかし、有機物がなければこれらのウイルスを完全に不活化できることが判明しています。手荒れの原因となるため、洗浄剤は素手で取り扱わないようにします。手袋をして拭き取ります。ただし、HBs 抗原陽性患者周辺の環境清掃では、使い捨ての雑巾（ガーゼ）またはペルオキソー硫酸水素カリウム製品を用います。

　血液などで汚染された部分の消毒方法は、手袋（厚手の手袋）をしてペーパータオルで血液などを拭き取り、その後、水拭きをして残っている有機物を取り除きます。塩素系消毒薬 [0.1%（1,000ppm）次亜塩素酸ナトリウム溶液など] をかけ、1〜2分間放置してから水拭きをします。

⑥ リネンの交換

　リネンの交換時にはエプロンやガウン、サージカルマスク、手袋を着用します。透析終了ごとにシーツ、枕カバーを交換します。透析ごとにリネンを交換するには労力と費用を必要としますが、感染対策には有効です。透析終了ごとに交換しない場合でも、部分的に使い捨てシーツを使用し、血液・体液で汚れたとき、B型肝炎ウイルス（HBV：Hepatitis B Virus）陽性患者の透析後、ノロウイルスなどの感染症を発症しているため接触予防策が必要な患者の透析後、オムツ交換や創部の処置を行った後には交換します。汚染したリネンは非透過性の袋に収納して運搬します。リネンを回収するときには、誤って針などの鋭利な物がまき込まれていることがあるので針刺しに注意します。リネンを回収した袋も洗濯します。清潔なリネンと汚れたリネンは別々のカートで運びます。清潔なリネンは覆いのあるカートで運びます。

MEMO

　織物の生地により細菌の生存率は異なります。バンコマイシン感性と耐性の腸球菌、メチシリン感性と耐性のブドウ球菌を100％綿（衣類）、100％綿（タオル）、60％綿―40％ポリエステル（スクラブ、白衣）、100％ポリエステル（プラバシードレープ）、100％ポリプロピレン（スプラッシュエプロン）などの表面に植え付けて生存率を調べた研究では、ポリエステルとポリエチレンの表面で長く生存しました[10]。スクラブ、白衣、ドレープが汚染された場合には細菌の伝播の原因になる可能性があります。

　MRSA、バンコマイシン耐性腸球菌（VRE：Vancomycin-Resistant Enterococci）、多剤耐性アシネトバクター・バウマニ（MDRAB：Multi-Drug Resistant *Acinetobacter baumannii*）、多剤耐性クレブシエラ・ニューモニエ（Multi-Drug Resistant *Klebsiella pneumoniae*）の生存率を調べた研究では、綿のタオル生地は綿の布に比べてすべての細菌で生存率が高く、ポリエステルの生地は綿の布に比べてグラム陽性のMRSAとVREの生存率が高いですが、グラム陰性のMDRABの生存率は低くなりました[11]。

　真菌の生存率を、100％綿（布）、100％綿（タオル）、60％綿―40％ポリエステル（スクラブ、白衣）、100％ポリエチレン（カーテン）、25％スパンデックス―

75% ナイロン（伸縮服）、100% ポリエチレン（スプラッシュエプロン）の表面で調べた研究では、100% 合成素材では綿を含む素材に比べて生存率が高くなりました[12]。

POINT

- 感染性廃棄物はバイオハザードマークの色に従って廃棄する。
- 再生処理物品は透析現場で一次処理は行わずに中央材料室に運ぶ。
- 手指が頻繁に触れる透析室のベッド周辺の環境表面と透析装置表面は患者の交代ごとに清掃を行う。
- 一般的には、透析室の清掃は家庭用洗浄剤または低水準消毒薬を使用する。
- 血液などの汚染がある場合は、消毒薬での拭き取りが必要である。
- 患者の交代ごとにシーツ、枕カバーを交換する。

MEMO

　環境表面で、VRE はテーブルの上で5〜7日間生存でき、インフルエンザウイルスは24〜48時間生存できます[13,14]。透析施設において病原体の伝播を防ぐ一番有効な方法は環境汚染の除去です[15]。インフルエンザのような伝染性の強い感染症に対しては、一時的に時間的・空間的に隔離することが奨められ、感染患者は透析の後半クールで透析を行うスケジュールを組むと有効です[15]。

MEMO

　プライバシーを守る間仕切りカーテンは汚染されています。3週間にわたり30部屋の43枚の間仕切りカーテンで週2回細菌検査が行われた研究では、21% からMRSA が検出され、42% から VRE が検出されました[16]。6ヶ月間隔で2回間仕切りカーテンの細菌検査が行われた研究では、8月の検査では23枚のカーテンが検査され、22% から MRSA が検出され、1月の検査では26枚のカーテンが検査され、31% からMRSA が検出されました[17]。クリーニングされた10枚の間仕切りカーテンを、試験群は、4枚は4人部屋に、4枚は2人部屋にベッドから30cm の隙間で吊り下げられ、

2枚は対照群として直接触らない場所に吊り下げられ、細菌数が調べられました。対照群の細菌数は21日後に0.10CFU/cm²から0.60CFU/cm²と3倍に増えましたが、試験群は0.20CFU/cm²から5.11 CFU/cm²と25倍に増えました。さらに、試験開始時には検出されなかった MRSA が、試験群では14日目までに87.5% のカーテンで検出されました[18]。この研究はカナダで行われ、日本の実情とは異なりますが、研究者は14日でのカーテンの交換を奨めています。

　第四級アンモニウム＋ポリオルガノシロキサンによる抗菌加工カーテンは平均173日間吊るしたところ、通常のカーテンに比べて、MRSA は0.5% vs 24%、カルバペネム耐性アシネトバクター属は0.2% vs 22.1%、多剤耐性アシネトバクター属は0% vs 13.2% と検出率が低下しました。しかし、銀を組み込んだカーテンは効果がありませんでした[19]。抗菌加工カーテンはカーテンの汚染を防ぐことができます。

6.　透析カテーテルの取り扱い

① 透析カテーテルの感染リスク

　透析カテーテルの感染は敗血症の原因となり、生命予後不良の原因となります。日本の実情とは異なりますが、米国腎疾患レジストリ（USRDS）の2018年 annual data report によると、2016年の米国では血液透析導入の80.2%にカテーテルが用いられ、この比率は2005年からほとんど変わっていません。米国では2014年に外来透析施設で29,516件の血流感染（BSI：Blood-Stream Infection）が生じ、そのうちバスキュラーアクセス関連血流感染（ARBSI：Access-Related BSI）は77% で、さらに、ARBSI のうち約70% はカテーテルが原因でした[20]。別の報告ではカテーテル100件・月あたり、BSI は2.16件、ARBSI は1.83件発生しています。ARBSI の25.1% が入院を要し、10.8% が死亡しました。ARBSI は、心内膜炎、骨髄炎、敗血症性関節炎、硬膜外膿瘍などの転移性感染巣を合併します[21]。

　バスキュラーアクセスとしてカテーテルを用いた場合、内シャントに比べ死亡は1.53倍、致命的感染症は2.12倍、人工血管に比べ死亡は1.38倍、致命的感

染症は1.49倍に増加します[22]。また、維持透析開始後1年間のバスキュラーア
クセスによるBSIのリスクを検討した報告では、カテーテルを用いたARBSIは
内シャントに比べて3.62倍と増加します[23]。65歳以上の高齢者でバスキュラー
アクセスにカテーテルを用いると、65歳未満の内シャントに比べ死亡は3.15倍、
65歳以上の内シャントに比べ死亡は1.54倍に増加するとの報告があります[24]。
透析患者の死亡率は、自己血管内シャントの7.3%、人工血管の9.1%に比べて、
非カフ型カテーテルを用いると16.8%、カフ型カテーテルを用いると15.2%と
高く、感染症による死亡率は、自己血管内シャント0.8%、人工血管1.2%に比
べてカテーテルで3.4%と高くなります[25]。バスキュラーアクセスとしてカテ
ーテルを用いた場合、感染予防に注意を払い、感染が生じたときには迅速に適
切な対処が必要です。

② 透析カテーテルの挿入

　透析カテーテル挿入時はマキシマル・バリア・プリコーションで実施します。
マキシマル・バリア・プリコーションとは、中心静脈カテーテル挿入時に、滅
菌ガウン、キャップ、サージカルマスク、ゴーグルやフェイスシールドを着用
し、滅菌手袋、大型滅菌ドレープを用いて無菌操作でカテーテルを挿入するこ
とです。マキシマル・バリア・プリコーションは高度無菌遮断予防策とも訳さ
れ、標準的な予防策に比べて血管内留置カテーテル関連血流感染の発症を低減
できます。

　透析カテーテルの挿入時の皮膚消毒は、カテーテルの材質に適合したものを
使用します。日本で使用されるカテーテルの材質は広くポリウレタンが用いら
れていますが、ポリウレタンはカテーテルの皮膚挿入部の消毒にアルコールを
使用することができません。カテーテルの使用前にはカテーテルに添付されて
いる取扱文書で消毒方法を確認しましょう。

MEMO

　中心静脈カテーテル挿入時、176名のマキシマル・バリア・プリコーション群と167名の滅菌手袋、小型ドレープの対照群とを比較した無作為化対照試験では、カテーテル感染はマキシマル・バリア・プリコーションを実施したグループでは4件、対照群では12件発生し、カテーテル関連敗血症の発症は対照群で6.3倍高く、最初の2ヶ月間で対照群は感染の67%が発生しましたが、マキシマル・バリア・プリコーション群では25%にとどまりました[26]。マキシマル・バリア・プリコーションの採用の増加とともに血管内留置カテーテル関連血流感染は減少しました[27]。また、マキシマル・バリア・プリコーションを実施したところキャップ、マスク、滅菌手袋、小型ドレープの対照群に比べて、挿入部位の皮膚の細菌コロニー形成が1/3に減りました[28]。

③　透析カテーテルの管理

　短期留置カテーテル（非カフ型カテーテル）は緊急透析に使用されますが、感染の発症率は高いです。短期留置カテーテルは入院中の使用に限定されているため、医療従事者の日常的な管理が重要です。長期留置カテーテル（カフ型カテーテル）は外来症例にも使用され、医療従事者、患者の双方が協力して管理を行うことが重要です。中心静脈カテーテルに比べて径の太い透析用カテーテルは固定が難しく、挿入部位は不安定なため感染の危険性が高いです。感染には挿入局所に感染巣を形成する「局所感染」と、細菌が血流に乗って全身に広がる「全身感染」があります。後者は重篤な感染症に進行することもあるので、早期発見と早期対処が重要になります。カテーテル感染は出口部感染、トンネル感染、カテーテル内感染（血流感染）に区別して治療をします。透析ごとにカテーテル挿入部の発赤、腫脹、滲出液の有無を確認します。発赤、腫脹、滲出液、痛みなどの感染徴候があれば、出口部の洗浄や抗菌薬投与などの対応をします。長期留置カテーテルの場合は、皮下トンネルの長さを十分にとることで、感染を出口部か皮下トンネルの部分の局所にとどめることができます。

　長期留置カテーテルの管理では、出口部・トンネル部の観察をしっかり行い、清潔を保つようケアを行うこと、異常があればすぐに医師に報告すること、患

者・家族にもカテーテルの指導を行うことが必要です。特にカテーテル挿入部の観察は重要で、出口部評価スケールなどを用いて十分に観察し、感染徴候を見逃さないようにする方法もあります。カフ型カテーテル出口部評価スケールでは、0点は良好な出口部、1点はわずかな発赤など、2点は出口部周囲に限局した発赤、滲出液の付着、3点は出口部感染、4点はトンネル感染と評価しており、2点以上は医師に報告することにします。

　ドレッシング処置に関しては、透明な滅菌フィルムドレッシング材は最低週1回交換しますが、湿っていたり、一部がはがれていたり、目に見えて汚れていれば、フィルムをはがして消毒をした後に新しいものに交換します。出血、滲出液、汗が多い場合には、透明な滅菌フィルムドレッシング材は細菌が定着しやすいため使用せず、通気性と吸収性がよい滅菌ガーゼで覆い透析ごとに交換します。透明な滅菌フィルムドレッシング材は挿入部の観察が容易ですが、滅菌ガーゼは観察が困難です。

MEMO

　米国疾病管理予防センター（CDC：Centers for Disease Control and Prevention）の『血管内留置カテーテル関連感染予防のためのガイドライン2011』[29]では、中心静脈カテーテルおよび末梢動脈カテーテル挿入前とドレッシング交換時に0.5%を超える濃度のクロルヘキシジン含有アルコール製剤で皮膚を消毒すること、クロルヘキシジンに対する禁忌がある場合はヨードチンキ、ポビドンヨード、70%アルコールのいずれかを代替消毒薬として使用することができる、と推奨されています。この背景として、血管内留置カテーテル挿入部位のケアに関して、クロルヘキシジン含有の皮膚消毒薬はポビドンヨードまたはアルコールよりカテーテルの細菌コロニー形成またはカテーテル関連血流感染の割合が低いという2件の研究、2%クロルヘキシジングルコン酸塩水溶液は10%ポビドンヨードまたは70%イソプロピルアルコールと比較してカテーテル関連血流感染を減少させる傾向があったこと、カテーテル事例4,143件のメタ分析ではポビドンヨードと比較してクロルヘキシジン製剤はカテーテル由来感染リスクを49%低減していること、の報告を参照しています[29]。一方、2%クロルヘキシジン含有70%イソプロピルアルコールと2%クロルヘキシジンの比較では、中心静脈カテーテル関連感染症の発症予防に有意差はないとの報告があります[30]。

　透析カテーテル出口部のドレッシング方法としては、ポビドンヨードゲルによる感染率低下のエビデンスがあるため、ポビドンヨード配合の軟膏または抗菌薬／抗菌物質配合軟膏は、製造元の推奨による血液透析カテーテルの材質との相互作用がない場合に限り、カテーテル挿入後と各透析の終了後にカテーテル穿刺部位に使用する、と記載されています。日本では1本4g の10% イソジン® ゲルがあり、単回の使用に便利です。最近では2% クロルヘキシジングルコン酸塩を含有した透明ゲルパッド付ドレッシング材が発売されており、皮膚細菌叢の再増殖抑制が認められています。

　長期留置透析カテーテル出口部の消毒方法として、出口部の消毒に2% クロルヘキシジン含有70% アルコールを用い、接続部を70% アルコールで15秒間消毒した介入群と、出口部位の消毒にポビドンヨードまたは次亜塩素酸ナトリウムを用い、接続部の消毒方法に基準を設けなかったコントロール群の比較では、3ヶ月の時点で介入群で有意に血流感染の発症が低く、この差は1年後も見られました[31]。

　しかし、消毒薬はカテーテルの材質に適合したものを使用するようカテーテルに添付されている取扱文書に記載されており、日本で使用されるカテーテルの材質は広くポリウレタンが使われているため、カテーテル留置中の皮膚挿入部（出口部）の消毒はアルコールを使用することができません。日本では CDC のガイドラインで推奨されているクロルヘキシジン含有アルコールは、透析用カテーテルのドレッシングに使用できない、という矛盾が生じています。カテーテル連結部の消毒もカテーテルの取扱文書に従ってください。

MEMO

● カテーテルの挿入部位と感染

　右内頸静脈は上大静脈と一直線をなしており、カテーテルの挿入距離が短く、挿入しやすいため、カテーテルの挿入部位として選択されることが多いです。鎖骨下静脈へのカテーテル留置は鎖骨下静脈の狭窄を引き起こします。シャントを作成した際に鎖骨下静脈の狭窄による静脈高血圧症を生じ、腕の腫脹をきたすことがあるため、鎖骨下静脈への挿入は避けます。

　長期留置カテーテルによる血流感染のリスクは内シャントに比べて20.29倍増加します。また、カテーテル挿入部位に関しては、大腿部に挿入されたカテーテルは他の部位と比べて感染は4.93倍増加します[32]。短期留置カテーテル挿入部位別の菌血症の発症は、内頸静脈挿入では3週で5.4%、4週で10.3% に対して、大腿静脈挿入

では2週で10.7%、3週で18.1%、4週で29.1% と、内頸静脈に比べて大腿静脈挿入は3.1倍菌血症率が高まります[33]。

　一方、集中治療室で腎代替療法を行った患者においての短期留置カテーテル挿入部位別のカテーテル細菌定着率の検討では、内頸静脈と大腿静脈で同等ですが、BMI が24.2未満では大腿静脈カテーテルに比べて内頸静脈カテーテルの細菌定着率が有意に高くなりますが、BMI が28.4を超えると内頸静脈カテーテルの細菌定着率が有意に低くなるとの報告もあります[34]。内頸静脈ではグラム陽性菌の定着率が、大腿静脈ではグラム陰性菌の定着率が有意に多くなりました。深部静脈血栓症の発症は両部位とも0.5% で差はありませんでしたが、カテーテル抜去後にエコーで確認した血栓症は、大腿静脈で10.5%、内頸静脈で22.7% を認めましたが有意差はありませんでした[34]。

④ 透析カテーテルの挿入時の発熱

　カテーテル感染は出口部感染、トンネル感染、カテーテル内部感染に分類されます。短期留置カテーテルの感染では抜去することが確実な治療です。長期留置カテーテル感染では、カテーテルを温存するために、出口部感染は局所処置と抗菌薬投与で対処し、トンネル感染では局所処置と抗菌薬投与で改善しない場合はカテーテル出口部の皮膚切開による開放（アンルーフィング）を行いますが、カテーテルの出口部を変更するかカテーテルの入れ替えが必要です。他に原因がなく、38℃以上の発熱や悪寒戦慄がある場合には、カテーテル内部感染を疑います。短期留置カテーテル内部感染ではカテーテルの抜去を行い、別の部位から再留置します。長期留置カテーテルは、他のバスキュラーアクセスが作製困難なために挿入されている場合が多く、可能なかぎり温存する方向で治療します。しかし、カフ以降の感染では、生命に危険がおよぶ可能性がある場合は早期抜去という判断も必要となります。

　米国感染症学会の『血管内カテーテル関連感染症の診断と治療に関する実践的臨床ガイドライン2009』[35] では、カテーテル関連血流感染（CRBSI：Catheter-Related Blood-Stream Infection）を疑う場合には、抗菌薬投与前にカテーテルと末梢静脈から1セットずつ計2セットの血液検体を採取すること、末

梢静脈から採取できない場合には、異なるカテーテルルーメンから2セット以上の血液検体を採取することが奨められています。CRBSI の確定診断は、少なくとも1セットの末梢静脈から採取した血液培養とカテーテル先端培養から同じ細菌が検出されることが必要です。カテーテルから採取した血液検体の方が、末梢静脈から採取された血液検体より2時間以上早く陽性になること（血液培養陽性化までの時間差）でも CRBSI を確定診断できます。定量的血液培養が利用できる施設では、カテーテルより採取した血液検体から検出される細菌のコロニー数が、末梢から採取された血液検体の細菌のコロニー数の3倍以上であれば CRBSI の確定になります。また、2つのカテーテルルーメンより採取した血液検体の定量的血液培養で、一方の細菌コロニー数が他方の3倍以上であれば CRBSI が示唆されます。末梢血液培養では、手の血管などの将来内シャント手術を予定しない静脈より血液検体を採取しますが、末梢静脈から検体が得られない場合は血液ラインより採取できます[36]。しかしながら、これらの推奨は、薬物治療、輸液、化学療法、中心静脈栄養に用いられる集中治療の非カフ型カテーテル、非透析カテーテルのデータに基づいています。血液透析ではカテーテル内の血流により微生物は希釈され、また、血液透析は閉鎖回路循環のため、一方通行の非透析カテーテルとは異なり、定量的血液培養や時間差の基準は当てはまりません[36]。

　血液透析患者における CRBSI の研究では、カテーテルの動脈側または静脈側ハブ、血液回路、末梢静脈からの検体採取部位を比較すると、CRBSI 診断の感度・特異度・精度は血液回路とカテーテルの静脈側ハブからの検体採取が優れており、血液培養陽性化までの時間差は診断の精度を上げないとの報告もあります[37]。

　CRBSI が難治性な理由は、細菌と細菌が菌体外に分泌した多糖類などのマトリックスが、バイオフィルムという集合体をカテーテルの表面に形成するためです。バイオフィルムという鎧に覆われているため、抗菌薬投与をしてもバイオフィルム内の細菌までは殺菌できません。そのため、抗菌薬がなくなると感染症が再燃してきます。CRBSI 時には原則的に短期留置カテーテルは抜去します。米国感染症学会の『血管内カテーテル関連感染症の診断と治療に関する実践的臨床ガイドライン2009』[35] では、長期留置カテーテルの場合、黄色ブド

ウ球菌、*Pseudomonas* 属、カンジダ属による感染はカテーテルを抜去し、別の部位に短期留置カテーテルを挿入し、血液培養が陰性化すれば長期留置カテーテルを留置できるとしています。他の原因菌によるCRBSIでは、長期留置カテーテルを抜去せずに経験的な経静脈的抗菌薬療法を開始してもよいですが、症状が遷延する場合、または、転移性の感染巣が見付かればカテーテルは抜去します。症状が2〜3日以内に改善し転移性の感染巣が見付からなければ、感染カテーテルはガイドワイヤーを用いて新たな長期留置カテーテルに入れ替えが可能です。これらの推奨も非カフ型カテーテル、非透析カテーテルのデータに基づいていますので、適用にはその点を注意します。

　長期留置透析カテーテルのCRBSI時に全身性の抗菌薬投与、抗菌薬ロック療法（＋全身性の抗菌薬投与）、ガイドワイヤーによるカテーテル交換を比べたメタ解析の研究があります[38]。抗菌薬ロック療法とガイドワイヤーによるカテーテル交換は同等の効果があり、両者は全身性の抗菌薬投与より有効でした。原因菌は、コアグラーゼ陰性ブドウ球菌が23.4%、黄色ブドウ球菌が25.9%、グラム陰性桿菌が22%でしたが、コアグラーゼ陰性ブドウ球菌の治癒率が一番高く、次がグラム陰性桿菌でした。コアグラーゼ陰性ブドウ球菌に対しては、これら3つの療法は同等の効果でしたが、黄色ブドウ球菌に対してはガイドワイヤーによるカテーテル交換が他の2つの療法より効果的でした。同じ菌種による再発率は、全身性の抗菌薬投与で29.3%、抗菌薬ロック療法で13.5%、ガイドワイヤーによるカテーテル交換で7.03%でした。透析カテーテルを抜去し、その後、再挿入するとCRBSIの治癒率は66〜89%ですが、ガイドワイヤーによるカテーテル交換とカテーテル除去／再挿入を比べた研究では、2つの研究では有意差はありませんが、1つの研究ではカテーテル除去／再挿入の方が有効でした[38]。

　CRBSIの40〜80%はグラム陽性菌が原因で、グラム陰性菌は20〜30%と少なく、ブドウ球菌はしばしばメチシリン耐性を示します[39]。経験的な抗菌薬療法としては、バンコマイシンとグラム陰性菌に対する抗菌薬投与を行いますが、原因菌と感受性が判明後は、抗菌薬を変更します。メチシリン感性黄色ブドウ球菌によるCRBSIと判明した場合には、バンコマイシンからセファゾリンに変更します。

　治療期間は、合併症がない場合、カテーテル抜去後、コアグラーゼ陰性ブドウ球菌では5〜7日間、黄色ブドウ球菌では14日間以上、腸球菌では7〜14日間、グラム陰性桿菌では7〜14日間抗菌薬を投与、カンジダ属では血液培養陰性化後14日間抗真菌薬を投与します。カテーテル抜去後の72時間を超える持続菌血症と持続真菌血症、感染性心内膜炎、化膿性血栓性静脈炎では4〜6週間、成人の骨髄炎では6〜8週間抗菌薬を投与します。バンコマイシン耐性腸球菌によるCRBSIではダプトマイシンやリネゾリドを投与します。

MEMO

　CRBSIに対する抗菌薬ロック療法は全身性の抗菌薬投与とともに行います。バイオフィルム内の細菌を殺菌するのに必要な抗菌薬濃度は、浮遊している細菌の殺菌濃度の100〜1,000倍の濃度が必要です。抗菌薬とヘパリンを混合してカテーテル内に注入しますが、透析カテーテルのような大型のカテーテルはカテーテル内部の抗菌薬の濃度が経時的に低下するため、さらに高濃度の抗菌薬を必要とします。透析カテーテル内に注入する抗菌薬の濃度は、バンコマイシン 2.5〜5.0mg/mL、セフタジジム 0.5mg/mL、セファゾリン 5.0mg/mL、シプロフロキサシン 0.2mg/mL、ゲンタマイシン 1.0mg/mL、アンピシリン 10.0mg/mL が使用されています[40-43]。ロックする抗菌薬は、注入する抗菌薬濃度の2倍の液を作成し、それをヘパリンで2倍に薄めている場合が多いようです。抗菌薬ロックは少なくとも48時間ごとには交換します。

POINT

- ● 透析用カテーテルの感染は敗血症の原因となり、生命予後不良の原因となる。
- ● 透析用カテーテル挿入時はマキシマル・バリア・プリコーションで実施する。
- ● 透析ごとにカテーテル挿入部の発赤、腫脹、滲出液の有無を確認する。
- ● 短期留置カテーテルの感染では抜去することが確実な治療である。
- ● 長期留置カテーテルは可能なかぎり温存する方向で治療するが、生命に危険がおよぶ可能性がある場合には早期抜去という判断も必要となる。

Reference

1) Rebmann T et al：Preventinng infections in hemodialysis：An executive summary of APIC Elimination Guide. Am J Infect Control 39(1)：72-75, 2011

2) Okada J et al：Effectiveness of hand hygiene depends on the patient's health condition and care environment. Jap J Nurs Sci 13(4)：413-423, 2016

3) Tokars JI et al：New national surveillance system for hemodialysis-associated infections：initial results. Am J Infect Control 30(5)：288-295, 2002

4) 戸塚恭一：針刺し事故防止に向けて．感染症誌 76(10)：849-850, 2002

5) Tuma S et al：Efficacy of safety-engineered device implementation in the prevention of percutaneous injuries：a review of published studies. Clin infect Dis 42(8)：1159-1170, 2006

6) Roff M et al：Do active safety-needle devices cause spatter contamination? J Hosp Infect 86(3)：221-223, 2014

7) 秋澤忠男：穿刺針および血液回路固定方法と抜針に関する実態調査報告．日透析医会誌 22(2)：13-47, 2007

8) Henderson DK：Managing occupational risks for hepatitis C transmission in the health care setting. Clin Microbiol Rev 16(3)：546-568, 2003

9) 2011年版　社団法人日本透析医学会「慢性血液透析用バスキュラーアクセスの作製および修復に関するガイドライン」．透析会誌 44(9)：855-937, 2011

10) Neely AN et al：Survival of enterococci and staphylococci on hospital fabrics and plastic. J Clin Microbiol 38(2)：724-726, 2000.

11) Hanczvikkel A et al：Quantitative study about the role of environmental conditions in the survival capability of multidrug-resistant bacteria. J Infect Public Health 11(6)：801-806, 2018

12) Neely AN et al：Survival of some medically important fungi on hospital fabrics and plastics. J Clin Microbiol 39(9)：3360-3361, 2001

13) Noskin GA et al：Recovery of vancomycin-resistant enterococci on fingertips and environmental surfaces. Infect Control Hosp Epidemiol 16(10)：577-581, 1995

14) Bean B et al：Survival of influenza viruses on environmental surfaces. J Infect Dis 146(1)：47-51, 1982

15) Hotchkiss JR et al：Analyzing pathogen transmission in the dialysis unit：time for a (schedule) change? Clin J Am Soc Nephrol 2(6)：1176-1185, 2007

16) Ohl M et al：Hospital privacy curtains are frequently and rapidly contaminated with potentially pathogenic bacreria. Am J Infect Contol 40(10)：904-906, 2012

17) Shek K et al：Rate of contamination of hospital privacy curtains on a burns and plastic surgery ward：a cross-sectional study. J Hosp Infect 96(1)：54-58, 2017

18) Shek K et al：Rate of contamination of hospital privacy curtains in a burns/plastic ward：a longitudinal study. Am J Infect Control 46(9)：1019-1021, 2018

19) Luk S et al：Effectiveness of antimicrobial hospital curtains on reducing bacterial contamination-a multicenter study. Infect Control Hosp Epidemiol 40(2)：164-170, 2019

20) Nguyen DB et al：National healthcare safety network (NHSN) dialysis event surveillance report for 2014. Clin J Am Soc Nephrol 12(7)：1139-1146, 2017

21) Kumbar L et al：Current concepts in hemodialysis vascular access infections. Adv Chrinic Kidney Dis 26(1)：16-22, 2019

22) Ravani P et al：Associations between hemodialysis access type and clinical outcomes：a systematic review. J Am Soc Nephrol 24(3)：465-473, 2013

23) Xue H et al：Hemodialysis access usage patterns in the incident dialysis year and associated catheter-related complications. Am J Kidney Dis 61(1)：123-130, 2013

24）Ocak G et al：Hemodialysis catheters increase mortality as compared to arteriovenous accesss especially in elderly patients. Nephrol Dial Transplant 26(8)：2611-2617, 2011

25）Pastan S et al：Vascular access and increased risk of death among hemodialysis patients. Kidney Int 62(2)：620-626, 2002

26）Raad II et al：Prevention of central venous catheter-related infections by using maximal sterile barrier precautions during insertion. Infect Control Hosp Epidemiol 5(4 Pt 1)：231-238, 1994

27）Sherertz RJ et al：Education of physicians-in-training can decrease the risk for vascular catheter infection. Ann Int Med 132(8)：641-648, 2000

28）Carrer S et al：Effect of different sterile barrier precautions and central venous catheter dressing on the skin colonization around the insertion site. Minerva Anestesiol 71(5)：197-206, 2005

29）CDC：Guidelines for the prevention of intravascular catheter-related infections, 2011. http://www.cdc.gov/hicpac/pdf/guidelines/bsi-guidelines-2011.pdf

30）McCann M et al：Is 2% chlorhexidine gluconate in 70% isopropyl alcohol more effective at preventing central venous catheter-related infections than routinely used chlorhexidine gluconate solutions：A pilot multicenter randomized trial (ISRCTN2657745)? Am J Infect Control 44(8)：948-949, 2016

31）Rosenblum A et al：Hemodialysis catheter care strategies：a cluster-randomized quality improvement initiative. Am J Kidney Dis 63(2)：259-267, 2014

32）Mohamed H et al：Determinants and outcomes of access-related blood-stream infections among Irish haemodialysis patients；a cohort study. BMC Nephrol 20(1)：68, 2019

33）Oliver MJ et al：Risk of bacteremia from temporary hemodialysis catheters by site of insertion and duration of use：A prospective study. Kidney Int 58(6)：2543-2545, 2000

34）Parienti JJ et al：Femoral vs jugular venous catheterization and risk of nosocomical events in adults requiring acute renal replacement therapy：a randomized controlled trial. JAMA 299(20)：2413-2422, 2008

35）Mermel LA et al：Clinical practice guidelines for the diagnosis and management of intravascular catheter-related infection：2009 Update by the Infectious Disease Society of America. Clin Infect Dis 49(1)：1-45, 2009

36）Kumbar L et al：Current concepts in hemodialysis vascular access infections. Adv Chronic Kidney Dis 26(1)：16-22, 2019

37）Quittnat Pelletier F et al：Evaluating approaches for the diagnosis of hemodialysis catheter-related bloodstream infections. Clin J Am Soc Nephrol 11(5)：847-854, 2016

38）Aslam S et al：Systemic review and meta-analysis on management of hemodialysis catheter-related bacteremia. J Am Soc Nephrol 25(12)：2927-2941, 2014

39）Farrington CA et al：Management of the hemodialysis patient with catheter-related bloodstream infection. Clin J Am Soc Nephrol 14(4)：611-613, 2019

40）El Nekidy WS et al：Salvage of hemodialysis catheter in Staphylococcal bacteremia：case series, revisiting the literature, and the role of the pharmacist. Case Rep Nephrol Dial 8(2)：121-129, 2018

41）Suzuki M et al：Bacteremia in hemodialysis patients. Word J Nephrol 5(6)：489-496, 2016

42）Peterson WJ et al：Treatment of dialysis catheter-related *Enterococcus* bacteremia with an antibiotic lock：a quality improvement report. Am J Kidney Dis 53(1)：107-111, 2009

43）Maya ID et al：Treatment of dialysis catheter-related *Staphylococcus aureus* bacteremia with an antibiotic lock：a quality improvement report. Am J Kidney Dis 50(2)：289-295, 2007

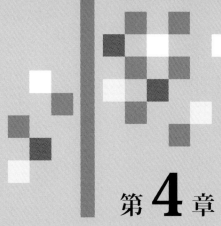

第4章
透析室の病原体とその感染対策

矢野邦夫

1.　透析処置・透析患者に関わる病原体

　透析室では透析処置と透析患者の特性が絡み合って特殊な状況となっているため、様々な病原体が問題となっています。透析処置では患者の血液を体外に循環させるために、シャント部位に透析針を刺入したり、抜針したりします。このとき、血液が周辺環境に飛散することがあることから、血液媒介病原体が問題となってきます。血液媒介病原体にはＢ型肝炎ウイルス（HBV：Hepatitis B Virus）、Ｃ型肝炎ウイルス（HCV：Hepatitis C Virus）、ヒト免疫不全ウイルス（HIV：Human Immunodeficiency Virus）があります。梅毒患者の血液での針刺しでは梅毒に感染することはないので、梅毒は血液媒介病原体に含まれません。

　透析患者は免疫が低下しています。そのため、健康な人では軽症の感染症であっても重篤になることがあります。特に、インフルエンザやノロウイルス胃腸炎では、透析患者が感染すると重症化することがあります。結核については、透析患者では潜在性結核感染から結核発症に進展する可能性が高いことが知られています。多剤耐性菌の多くは日和見病原体なので健康な人では感染症を発症しませんが、透析患者は免疫が低下しているため、発症することがあります。

2.　Ｂ型肝炎ウイルス（HBV）

①　透析室における問題点

　HBVは環境表面に付着して、そこで7日間も生存することができます。そして、そのような環境表面に触れた手指の小さな創から体内に侵入するのです[1,2]。特に、透析室では透析針の刺入や抜針のときに飛散する血液が環境表面に付着していることがあるので、HBVの伝播についてハイリスクな環境であるといえます。そのような透析室では、「長時間勤務する透析スタッフ」や「週3回ほど透析室に数時間滞在する透析患者」は環境表面から直接的にHBVに曝露する危険性があるのです。

透析患者への HBV の伝播経路として、透析スタッフの手指も重要な役割を果たしています。例えば、患者 A の透析処置によって目に見えない程度の血液が飛散し、環境表面に付着したとします。透析スタッフがそのような表面に触れると HBV が手指に付着します。手袋を交換したとしても、交換した後に環境表面に触れてしまえば同様に汚染され、その手指で他の透析患者のシャント部分に触れれば HBV が付着し、そこに透析針を刺入すると HBV が血管内に入り込むのです[3]。

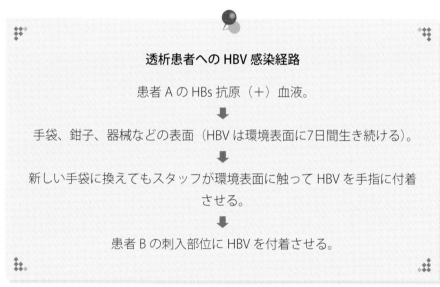

透析患者への HBV 感染経路

患者 A の HBs 抗原（＋）血液。

⬇

手袋、鉗子、器械などの表面（HBV は環境表面に7日間生き続ける）。

⬇

新しい手袋に換えてもスタッフが環境表面に触って HBV を手指に付着させる。

⬇

患者 B の刺入部位に HBV を付着させる。

② 感染対策の具体策

医療従事者（透析スタッフを含む）および透析患者は HBV ワクチンを接種して HBs 抗体を獲得しておきます。HBs 抗体が10mIU/mL 以上あれば、HBV に曝露したとしても、急性 B 型肝炎やキャリアになることはありません。また、環境表面を介しての HBV の伝播から透析患者を守るために、HBs 抗原（＋）患者の透析治療を個室ですることも重要です[3]。HBV の環境汚染を個室にとどめることができるからです。しかし、ほとんどの透析室では個室での透析を日常的に実施できる余裕はありません。大部屋で HBs 抗原（＋）患者を透析せ

ざるを得ないことが多いのが現状なのです。

　大部屋で HBs 抗原（＋）患者の透析治療をする場合、透析室の片隅に HBs 抗原（＋）患者のベッドを配置し、その周辺に HBs 抗体（＋）患者のベッドを指定します。さらに、その外側に HBs 抗原（－）抗体（－）患者を配置するのです。そうすれば、「HBV を周辺環境に排出している患者［HBs 抗原（＋）患者］」と「HBV に感受性のある患者［HBs 抗原（－）抗体（－）患者］」が環境表面を共有しないという状況を作り出すことができます。すなわち、HBs 抗体（＋）患者を HBs 抗原（＋）患者と HBs 抗原（－）抗体（－）患者の間の緩衝として活用するのです[3]。

　このような対応に加えて、透析患者に HBV ワクチンを接種して、すべての患者が HBs 抗体を獲得すれば HBV に感染することはありません。しかし、透析患者は免疫不全なので、HBV ワクチンを接種しても、健康な人（医療従事者など）のような高い抗体獲得率を得ることはできません（抗体獲得率：健康な人90〜95％、透析患者64％）[3]。また、透析患者は HBs 抗体を獲得しても急速に HBs 抗体を消失してゆくので、すべての透析患者が HBs 抗体を保持し続けるということは不可能です。それに加えて、HBV ワクチン接種を辞退する患者もいます。このようなことから、HBs 抗体（＋）患者をベッド配置に活用するという感染対策は、透析室での HBV 対策として重要なことなのです。

 注意　　**透析室では環境表面が HBV の感染源となっている！**

POINT

● 透析室では環境表面から患者や医療従事者に HBV が伝播する。
● HBs 抗原（＋）の患者は個室で透析する。
● 個室がなければ、透析室の片隅に HBs 抗原（＋）患者のベッドを配置し、その周辺に HBs 抗体（＋）患者のベッドを指定する。さらに、その外側に HBs 抗原（－）抗体（－）患者を配置する。
● 透析患者には必ず HBV ワクチンを接種するが、HBs 抗体の獲得率は低い。

3. C型肝炎ウイルス (HCV)

① 透析室における問題点

　血液媒介病原体に曝露した場合、どのような頻度で曝露者は感染するのでしょうか？　ここで HBV、HCV、HIV の針刺しによる感染率を比較してみましょう。まず、HBV についてです。HBs 抗原および HBe 抗原が両方とも陽性の血液に汚染された針による「針刺し」の場合に肝炎を発症する危険性は、22〜31%であることが知られています。HBs 抗原陽性で HBe 抗原陰性の血液の針刺しでは、1〜6% です。これに比較して、HCV の針刺しによる感染の危険性は低く、HCV 抗体陽性化の平均頻度は1.8% です。HIV については、針刺し後に HIV に感染する確率は約0.3% です[2]。すなわち、針刺ししたときの感染する危険性はHBV ＞ HCV ＞ HIV の順に約1/10ずつ小さくなります。言い換えれば、感染の危険性は HCV は HBV の1/10、HIV は1/100程度ということになります。HBVは環境表面に付着している程度の血液で感染を成立させることができますが、HCV が感染を成立させるためにはもっと多くの血液が必要であることが推測されます。HIV については更に多くの血液が必要でしょう。

② 感染対策の具体策

　「環境表面は感染源になりにくい」という前提に立った「標準予防策」を透析室に持ち込むことは極めて危険です[3]。透析室では「環境表面が感染源になり得る」という前提に立った「透析室の感染対策」を実施する必要があります。「標準予防策」では供給器材、器具、薬剤を単一の患者に使用するように制限はしていませんが、「透析室の感染対策」ではこれらを患者間で共有せず、また、薬剤トレイやカートは禁止となっています。環境表面が患者から患者に移動することを徹底的に排除しているのです。

「標準予防策」と「透析室の感染対策」の相違

● 手袋

標準予防策 ➡ 血液、体液、分泌物、排泄物などに触れるときのみに着用する。

透析室の
感染対策 ➡ 患者や透析器材に触れるときは常に着用する。

● 器具・薬剤

標準予防策 ➡ 供給器材、器具、薬剤を単一の患者に使用するように制限はしていない。

透析室の
感染対策 ➡ 供給器材、器具、薬剤を患者間で共有しない。
薬剤トレイやカートは禁止する。

　米国疾病管理予防センター（CDC：Centers for Disease Control and Prevention）は「透析室の感染対策」が実施されているという前提で「HCV感染者の透析ベッドをHBV感染者のように指定する必要はなく、専用の透析装置を用いて別々に透析する必要もない」と述べています[3]。HBVに比較してHCVは患者の血中のウイルス量が極めて少ないからです。したがって、HCV対策としての透析ベッドの配置については次のような2通りの方法が考えられます。

● 「標準予防策」を透析室に持ち込んでいる透析室⇒HCV患者の透析ベッドを指定する。

● 「透析室の感染対策」が実践されている透析室⇒HCV患者の透析ベッドを指定しない。

実際、標準予防策を持ち込んでいた透析室で HCV のアウトブレイクが3件発生しています[3]。2件のアウトブレイクにおいては、慢性 HCV 感染患者の直後に透析治療を受けたことが関連していました。そこでは次のような患者間での交差汚染の機会が観察されました。

A. HCV 感染者に使用した器具や供給具材を消毒せずに他の患者に使用した。
B. 薬剤を準備・分配するための薬剤共通カートを透析ベッドサイドに持ち込んだ。
C. 数回量薬剤バイアルを患者間で共有した（このバイアルは透析ベッドや透析装置の上に置かれていた）。
D. プライミング用の汚染バケツを患者間に置いて使用し、その後に交換または洗浄・消毒しなかった。
E. 透析装置の表面を透析の終了ごとに洗浄・消毒していなかった。
F. 血液が飛散しても迅速に拭き取らなかった。

　3件目のアウトブレイクでは、供給具材カートが透析ベッドの間を移動しており、ここには清潔な供給具材と血液で汚染した物（小さな感染性廃棄コンテナ、使い捨ての鋭利物廃棄ボックス、血液が入った使用済みの採血管など）が混在していました。このように「環境表面が感染源になり得る」という前提の対策を実施しないとアウトブレイクが発生することがあるので、「標準予防策」と「透析室の感染対策」を明確に切り分けて感染予防をすることが極めて重要なのです。

　透析患者での ALT（GPT）測定および HCV 抗体検査についてですが、透析患者の ALT（GPT）測定は定期的に実施することが大切です。ALT（GPT）が増加した場合には、患者が HBV や HCV に感染している可能性を疑うことができるからです。特に HCV のアウトブレイクが発生しているときには、毎月測定することが推奨されます[3]。HCV 抗体については個々の透析患者の HCV 感染の有無を知ることが目的ではありません。透析室における HCV 伝播のモニタリングや感染対策が機能しているかの確認のために検査します[3]。

> **POINT**
> ●「透析室の感染対策」を実施しているならば、HCV感染者の透析ベッドは指定する必要はない。
> ● 透析患者のALT（GPT）は定期的に測定する。個々の患者のHBVやHCV感染を疑うことができる。
> ● 透析患者のHCV抗体検査は感染対策が機能していることの確認のために実施する。

4. ヒト免疫不全ウイルス（HIV）

① 透析室における問題点

　HIV感染者の高齢化、高血圧や糖尿病による腎機能障害の合併などから、HIV感染者が透析を必要とする状況は増加すると予想されます。しかし、透析スタッフが透析患者の血液に曝露してHIVに感染するのではないかと恐れるあまり、HIV感染者の透析治療を拒否したり、透析処置をするときに過剰な感染対策を行うことは避けなければなりません。HIV患者の透析治療についての正しい情報を提示して、啓発する必要があります。

② 感染対策の具体策

　CDCの「透析室の感染対策」はHIVに対しても十分な効果があります。そのため、HIV感染している透析患者を他の患者から隔離したり、指定された透析装置にて離れて透析治療をする必要はありません[3]。他の透析患者と同様に対応すればよいのです。「標準予防策」を透析室に持ち込んでいる透析室であっても、HIV感染者の透析治療は実施できます。HIV感染者の感染対策は標準予防策で対応できるからです。しかし、標準予防策が遵守されていない透析室ではHIV感染者の透析治療は避けるべきかもしれません。このような場合、すべての透析患者を感染症から守るために、一刻も早い感染対策の改善が求めら

れます。

　透析患者に対する HIV 検査の必要性についてですが、透析治療を導入すると
きや定期的な採血のときに、感染対策を目的として透析患者の HIV 検査を実施
する必要はありません。HIV の感染の有無に関係なく、透析ベッドや透析装置
を通常の患者と同様に使用するので、HIV 検査をする意味がありません。ここ
で強調すべきことは「透析患者の HIV 検査は感染対策のために実施するのでは
なく、患者のために実施する」ということです。

POINT

● HIV 感染者の透析治療をするときは他の患者から隔離したり、指定された透析
　装置にて離れて透析する必要はない。
● HIV 検査は感染対策のために実施するのではなく、患者のために実施する。

MEMO

● **HIV 検査の目的**

　2006年以降、CDC は「13〜64歳のすべての人に HIV 検査をルチーンに実施する」
「ハイリスクの人（男性間性交渉者、HIV 感染者の性的パートナーなど）には、少な
くとも年に1回は再検査する」ということを推奨しています[4]。2017年、CDC は性
的に活動的な男性間性交渉者に年1回のスクリーニングを実施するという推奨を繰
り返しました[5]。HIV 感染が判明した場合、適切な医療ケアやウイルス伝播の予防
に関するカウンセリングを受けることができるからです[3]。厚生労働省も平成30年1
月18日に「後天性免疫不全症候群に関する特定感染症予防指針の改正に係る留意事
項について」を通知しており[6]、そこでは HIV 検査を適切かつ積極的に実施するこ
とを推奨しています。また、HIV 検査を口頭ではなく書面により同意を得てよいこ
とも明記されています。したがって、透析患者が HIV 感染していることを疑うならば、
積極的に HIV 検査を実施することが大切です。決して、感染対策を目的としては
HIV 検査の実施はしません。

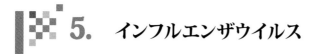

5. インフルエンザウイルス

① 透析室における問題点

　透析患者は免疫不全であり、高齢者が多いことから、様々な病原体の感染症に脆弱となっています。そのような病原体の1つにインフルエンザウイルスがあります。透析患者はインフルエンザに罹患すると、肺炎球菌感染症や脱水症などを合併して重篤になることがあります。また、透析室では多数の透析患者が集まり、隣接したベッドにて数時間の透析治療を受けていることから、濃厚な曝露が発生しやすい環境であるといえます。透析患者にはインフルエンザワクチンを是非とも接種すべきですが、自費診療ゆえに接種に消極的な患者がいます。本来、インフルエンザ対策が徹底されるべき透析室がインフルエンザウイルスに脆弱であるという現状があります。

② 感染対策の具体策

　インフルエンザは飛沫感染します。飛沫は患者が咳やくしゃみをしたときに口や鼻から飛び出す微粒子であり、そこにインフルエンザウイルスが含まれています。飛沫には水分が含まれているので、長距離を移動できません。最大2m の移動距離であることが知られています。そのため、インフルエンザ患者から2mの距離が保たれていれば、インフルエンザに罹患することはありません。

　インフルンザ対策としては、インフルエンザ患者を個室で透析治療をするのがベストといえます。しかし、すべての透析室が個室を有しているとはかぎりません。そのため、代替策としては大部屋で透析治療をして、患者から患者にインフルエンザウイルスが伝播しない方策を採用することになります。既に述べたように、インフルエンザウイルスを含んだ飛沫は2m 以上の移動はできないので、透析ベッドと透析ベッドの距離を2m 以上空ければよいのです。そのような空間的な余裕がなければ、ベッド間に衝立やカーテンを設置すればよいのです。飛沫感染は飛沫をブロックすれば感染を予防できるので、衝立やカー

テンは有効であるといえます。ときどき、空気清浄器を透析室に持ち込んでいる施設もありますが、空気中に浮遊している飛沫や飛沫核を除去できるので、引き続き利用していただきたいと思います。

インフルエンザを発症した透析患者は咳エチケットを遵守する必要があり、サージカルマスクと手指衛生を徹底してもらいます。咳エチケットは透析室に入室するときのみならず、病院やクリニックに受診したときにも実施します。日常生活（家庭や職場など）でも実施することが大切です。また、すべての透析患者、同居家族、医療従事者はインフルエンザワクチンを接種することが推奨されます。この場合、妊娠中であっても、卵アレルギーがあっても、インフルエンザワクチンを接種します[7]。

 注意　妊娠中でも、卵アレルギーがあっても、
　　　　インフルエンザワクチンを接種してよい！

透析患者がインフルエンザ患者に濃厚接触した場合にはどうしたらよいのでしょうか？　インフルエンザは飛沫感染するので、サージカルマスクを着用していない透析患者がインフルエンザ患者から2m 以内で会話をしたなどという状況があれば、ウイルスに曝露したと考えるべきです。このような場合はノイラミニダーゼ阻害薬（オセルタミビルなど）やキャップ依存性エンドヌクレアーゼ阻害薬（バロキサビル）による曝露後予防を実施します。透析患者がサージカルマスクを着用していれば、インフルエンザ患者に接触したとしても曝露後予防は必要ありません。

POINT

- インフルエンザ患者の透析治療をするときには個室で透析治療をする。個室がなければ、隣の患者から2m 以上の空間的距離を空けて透析治療をする。
- インフルエンザ患者は咳エチケットを遵守する。
- インフルエンザ患者に濃厚接触した透析患者にはノイラミニダーゼ阻害薬やキャップ依存性エンドヌクレアーゼ阻害薬による曝露後予防を行う。
- 透析患者、同居家族、医療従事者にはインフルエンザワクチンを接種する。

---

6. ノロウイルス

① 透析室における問題点

　ノロウイルス胃腸炎は小児に多く見られますが、重症化することはありません。重症化するのは高齢者や免疫が低下した人です。透析患者は高齢者が多く、かつ、透析治療によって免疫が低下していることから、透析患者がノロウイルスに感染した場合には重症化や死亡の可能性があるのです。

　ノロウイルスは少数のウイルスで胃腸炎を発症させることができます。そのため、容易にアウトブレイクを発生させます。特に、嘔吐すると、透析室の空気がノロウイルスを含んだエアロゾルで汚染されることがあります。また、嘔吐物が床にそのままとなり、乾燥すれば、掃除機をかけたときにウイルスが浮遊して、多くの人が感染することがあります。

② 感染対策の具体策

　ノロウイルス対策として最も重要なことは、石鹸と流水による手洗いです。ノロウイルスは患者から患者に、環境表面から患者に、手指を介して伝播するので手指衛生の実施が必要ですが、アルコールに抵抗性があるため、ウイルスを石鹸と流水にて洗い流すことが大切です。最近は pH を酸性側にしたノロウイルスにも効果が期待されるアルコール手指消毒薬が利用できるようになって

きたので、それを利用することもよいかもしれません。

　ノロウイルス胃腸炎の患者が嘔吐したときには十分な対応が必要です。ノロウイルスは嘔吐物にも含まれており、嘔吐したときにエアロゾルが浮遊します。これを吸い込むことによって感染することがあるのです。そのため、ノロウイルス胃腸炎の流行期に透析室にて嘔吐が発生した場合には、空気を入れ替えることが大切です。また、嘔吐物は適切に除去して、次亜塩素酸ナトリウム溶液やペルオキソ一硫酸水素カリウム製剤などを用いて汚染部分（床など）を消毒します。

 注意　　ノロウイルス胃腸炎の患者の嘔吐には警戒せよ！

　ノロウイルス胃腸炎の患者が使用したトイレの清掃も大切です。便座、手すり、ドアノブにもノロウイルスが付着している可能性があります。そのため、ノロウイルス胃腸炎の流行期には、それらの環境表面を定期的に消毒することも有効な感染対策となります。

　ノロウイルス胃腸炎に罹患した医療従事者は、下痢や嘔吐が改善してから48〜72時間が経過したら職場復帰しても構いません[8]。この場合は手指衛生を十分に実施することが大切です。また、ノロウイルスに感染した場合、短期の免疫が獲得されるので、アウトブレイクが終息するまでは、アウトブレイクを発生させていると思われるノロウイルスに最近感染して回復したスタッフが、症状のある患者のケアをすることが最も望ましいといえます[9]。

POINT

● ノロウイルスは少数のウイルスで胃腸炎を発生させることができる。
● ノロウイルス患者をケアしたら石鹸と流水にて手洗いをする。
● ノロウイルス患者が嘔吐したら換気する。嘔吐物は迅速に取り除き、汚染表面は消毒する。
● 医療従事者がノロウイルス胃腸炎を罹患した場合は、下痢や嘔吐が改善してから48〜72時間が経過したら職場復帰してもよい。

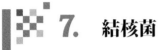

7. 結核菌

① 透析室における問題点

　日本の結核患者は60歳以上が多く、その年齢層で全体の7割以上を占めています[10]。透析患者には高齢者が多いため、結核のリスクが高い集団であるといえます。また、透析患者は潜在性結核感染から結核発症に進展しやすい人であることも知られています。患者によっては基礎疾患ゆえに、コルチコステロイドが長期間投与されていることがあります。これもまた、結核発症の要因となっています。このようなことから、透析患者は健康な人に比較して、結核を発症しやすいことが容易に推測されます。

　透析室では複数の患者が同時に透析治療を受けていて、1回4時間で週3回の透析治療が行われています。そのため、空気を共有する時間は週12時間ということになります。結核は空気感染するので、患者から2m以上の距離が保たれていても感染します。すなわち、結核を発症した透析患者から離れた透析ベッドで透析治療をしても、結核菌に曝露する可能性があるのです。さらに、結核は長引く咳や微熱が続くなどという症状ゆえに、診断が遅れることがあります。そのような場合、曝露期間は数週間〜数ヶ月間と長期間になります。透析患者の持続する咳嗽や微熱については、常に結核を鑑別すべき疾患として念頭に置くことが大切です。

② **感染対策の具体策**

　結核を発症した透析患者は、空気感染隔離室にて透析治療をしなければなりません。そして、空気感染隔離室に入室する医療従事者は N95マスクを着用します[11]。しかし、空気感染隔離室を設置している透析室はほとんどないことから、実際には結核の専門病院に転院してもらうことになります。

　このように結核を発症したことが判明した患者には転院という対応ができますが、結核を発症したにもかかわらず、気付かれない患者が問題となっています。このような患者を早期に発見すれば、結核菌に曝露する時間を減らすことができます。そのためには、持続する咳嗽や微熱という症状があれば、必ず結核を疑うようにします。また、定期的に胸部レントゲンを撮影し、心胸比や心不全の有無のみでなく、結核陰影を確認することも大切です。

　結核患者が発生したとき、周囲の透析患者にツベルクリン反応（ツ反）やインターフェロンγ放出アッセイ（IGRA：Interferon Gamma Release Assay）を実施することがあります。この場合、陽性結果となっただけでは結核を発症したといえません。肺結核などの結核発症の有無を確認する必要があります。潜在性結核感染であれば結核菌の感染源とはならないので、通常の透析ベッドで透析治療を実施しても構いません。

　肺結核の患者は空気感染隔離室で管理しなければならないのですが、リンパ節結核や腸管結核の患者はどうなのでしょうか？　ここで、「結核菌は空気感染しかしない」ということを強調したいと思います。結核菌は飛沫感染も接触感染もしません。結核菌は飛沫核に付着して、空気中に漂い、それを人間が吸い込んで、「口腔⇒気道⇒気管⇒気管支⇒小気管支⇒細気管支」を経て肺胞にまで到達してはじめて感染することができるのです。飛沫を吸い込んだとしても飛沫は水分を含んでいて重く、途中の気管や気管支などの粘膜に付着して痰として排出されてしまいます。したがって、感染性結核とは飛沫核を浮遊させ

ることができる結核（肺結核と喉頭結核）ということになります。リンパ節結核や腸管結核には感染性はないので、肺結核および喉頭結核を合併していなければ透析室にて通常通り透析治療をしても構いません。

POINT

● 透析患者に持続する咳嗽や微熱などの症状が見られたら、必ず結核を疑う。
● 結核は空気感染しかしない。そのため、肺結核および喉頭結核のみに感染性がある。
● 感染性結核の患者は迅速に専門病院に移送する。

MEMO

● インターフェロンγ放出アッセイ

結核感染の診断法としてインターフェロンγ放出アッセイ（IGRA）が行われています。この検査法には、全血を用いるクォンティフェロン -TB（QFT）と精製リンパ球を用いる T-SPOT®.*TB* の2種類があります。前者は IFN-γ産生そのものを測定し、後者は IFN-γ産生細胞数を測定しています[12]。これらはツベルクリン反応（ツ反）とは異なり、BCG や非結核性抗酸菌の影響を受けません。

8.　多剤耐性菌

① 透析室における問題点

多剤耐性菌にはメチシリン耐性黄色ブドウ球菌（MRSA：Methicillin-Resistant *Staphylococcus aureus*）、バンコマイシン耐性腸球菌（VRE：Vancomycin-Resistant Enterococcus）、多剤耐性緑膿菌（MDRP：Multi-Drug Resistant *Pseudomonas aeruginosa*）、多剤耐性アシネトバクター（MDRA：Multi-Drug Resistant *Acinetobacter*）などがあります。このような耐性菌は入

院患者において、特に医療従事者の手指を介して患者から患者に伝播しています。透析患者は外来患者であることがほとんどなので、院内で問題となっている多剤耐性菌については入院患者ほどのリスクはありません。実際、入院患者は病院ベッドの上で1日24時間のほとんどを過ごしますが、透析患者は透析室にて約4時間を週に3回過ごすに過ぎません。しかし、透析患者は健康な人に比較して、医療機関に頻回に受診して診療されていることから、多剤耐性菌に曝露する機会はやはり高いといえます。その結果、多剤耐性菌を保菌もしくは発症した患者が透析室で透析治療を受けることがあります。

 注意 多剤耐性菌対策では医療従事者の手指衛生が重要である！

② 感染対策の具体策

　一般病棟での多剤耐性菌対策では標準予防策が実施され、状況によって接触予防策が併用されます[13]。一方、透析室では「透析室の感染対策」が実施され、そこでは透析スタッフは常に、エプロンやガウン、サージカルマスク、ゴーグルやフェイスシールド、手袋を着用しています。これは、接触予防策と同程度の感染対策が日常的に実施されているということになります。そのため、多剤耐性菌を発症もしくは保菌している患者にも、通常通りの「透析室の感染対策」を継続していればよいのです。CDC が推奨している「透析室の感染対策」が実施されていない透析室では接触予防策を加える必要があります。

POINT

- 多剤耐性菌は医療従事者の手指を介して患者から患者に伝播する。
- 透析患者は入院患者ほど多剤耐性菌に曝露しないが、健康な人よりは曝露している。
- 多剤耐性菌を保菌もしくは発症している患者の透析治療では「透析室の感染対策」が実施されればよい。

Reference

1）CDC：Guideline for infection control in health care personnel, 1998.
https://www.cdc.gov/infectioncontrol/guidelines/healthcare-personnel/

2）CDC：Updated U.S. Public Health Service Guidelines for the management of occupational exposures to HBV, HCV, and HIV and Recommendations for postexposure prophylaxis, 2001.
http://www.cdc.gov/mmwr/PDF/rr/rr5011.pdf

3）CDC：Recommendations for preventing transmission of infections among chronic hemodialysis patients, 2001.
http://www.cdc.gov/mmwr/PDF/rr/rr5005.pdf

4）Branson BM et al：Revised recommendations for HIV testing of adults, adolescents, and pregnant women in health-care settings.
https://www.cdc.gov/mmwr/PDF/rr/rr5514.pdf

5）DiNenno EA et al：Recommendations for HIV screening of gay, bisexual, and other men who have sex with men—United States, 2017.
https://www.cdc.gov/mmwr/volumes/66/wr/pdfs/mm6631a3.pdf

6）厚生労働省健康局結核感染症課長：後天性免疫不全症候群に関する特定感染症予防指針の改正に係る留意事項について.
http://www.pref.saitama.lg.jp/a0701/kansen/kourousyou/documents/ryuuijikou.pdf

7）CDC：Prevention and control of influenza with vaccines：Recommendations of the Advisory Committee on Immunization Practices (ACIP), 2011.
http://www.cdc.gov/mmwr/pdf/wk/mm6033.pdf

8）CDC：Updated norovirus outbreak management and disease prevention guidelines.
http://www.cdc.gov/mmwr/pdf/rr/rr6003.pdf

9）CDC：Guideline for the prevention and control of norovirus gastroenteritis outbreaks in healthcare settings.
https://www.cdc.gov/infectioncontrol/pdf/guidelines/norovirus-guidelines.pdf

10）厚生労働省：2021年　結核登録者情報調査年報集計結果について.
https://www.mhlw.go.jp/content/10900000/000981709.pdf

11）CDC：Guideline for isolation precautions：Preventing transmission of infectious agents in healthcare settings, 2007.
https://www.cdc.gov/infectioncontrol/pdf/guidelines/isolation-guidelines.pdf

12）CDC：Updated guidelines for using interferon gamma release assays to detect *Mycobacterium tuberculosis* infection --- United States, 2010.
http://www.cdc.gov/mmwr/pdf/rr/rr5905.pdf

13）CDC：Management of multidrug-resistant organisms in healthcare settings, 2006.
https://www.cdc.gov/infectioncontrol/pdf/guidelines/mdro-guidelines.pdf

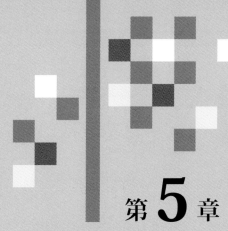

第 **5** 章
医療従事者のワクチン・患者のワクチン

矢野邦夫

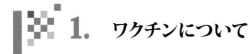

1.　ワクチンについて

　ワクチンはヒトの免疫システムを利用して、あらかじめ様々な感染症に対する免疫力を獲得させるための生物製剤です。抗菌薬など、多くの薬剤が治療目的で使用されますが、ワクチンは感染予防を目的として使用されます。

　ワクチンには生ワクチン（live vaccine）と不活化ワクチン（inactivated vaccine）があります。前者は病原体を継代培養などで弱毒化したものであり、体内に増殖させ、軽症の感染症を作り出して免疫を獲得させるものです。後者は病原体を加熱などで処理することによって病原性を完全になくしたものや、有効成分だけを取り出して作ったものです。毒素をホルマリン処理して免疫性を失わずに無毒化したものをトキソイド（toxoid）といいます。

　生ワクチンには風しんワクチン、麻しんワクチン、ムンプスワクチン、水痘ワクチンなどがあり、不活化ワクチンにはインフルエンザワクチン、肺炎球菌ワクチン、日本脳炎ワクチンなどがあります。トキソイドには破傷風トキソイド、ジフテリアトキソイド、百日咳トキソイドがあります。百日咳ジフテリア破傷風混合ワクチン、麻しん風しん混合ワクチンのような複数のワクチンを混合したものも使用されています。

　あらかじめ混合されていない2種類以上のワクチンを別々に接種する場合、生ワクチン（注射剤）接種後に他の生ワクチン（注射剤）を接種するならば、27日以上の間隔を空けて接種します。それ以外の状況（不活化ワクチン→不活化ワクチン、生ワクチン［注射剤］→不活化ワクチン、不活化ワクチン→生ワクチン［注射剤］）であれば接種間隔の制限はありません。生ワクチンであっても、経口剤であれば他のワクチンとの接種間隔に制限はありません。

　最近、新型コロナウイルス（SARS-CoV-2）に対するワクチンとして、COVID-19ワクチンが用いられるようになりました。COVID-19ワクチンとして初めて使用されたのが mRNA ワクチン（ファイザー社、モデルナ社）です。このワクチンは SARS-CoV-2のスパイク蛋白の mRNA を筋肉注射することによって、体内でスパイク蛋白を産生させて、免疫を獲得するワクチンです。

注意 複数の生ワクチンを異なる日に接種するときには日数間隔に注意する！

　すべての薬剤には副作用が発生し得るのですが、ワクチンも例外ではありません。ただし、ワクチン接種に関連しているときは「副反応」と言います。この場合、生ワクチンと不活化ワクチンでは副反応が異なります。生ワクチンは不純物がほとんど含まれていないので、接種後24時間以内に副反応が発生することはありません。しかし、弱毒ウイルスによる感染症状が生じることがあります。例えば、水痘ワクチンによる水痘様発疹などです。一方、不活化ワクチンは注射部位の発赤や疼痛などの局所症状、アナフィラキシーショックや蕁麻疹などの全身症状が見られることがありますが、これらは注射直後〜24時間以内に発生することがほとんどです。

POINT

● 生ワクチン（注射剤）接種後に他の生ワクチン（注射剤）を接種するならば、27日以上の間隔を空けて接種する。その他の状況であれば接種間隔に制限はない。

● 医師が必要と認めた場合には、複数のワクチンを同時に接種することができる。この場合、ワクチンを混ぜてはいけない。そして、別々の部位に接種する。

---

2. 透析室におけるワクチンとその重要性

　透析室では医療従事者および患者にワクチンが接種されています。透析室では血液に曝露する機会が一般社会の環境と比較して格段に多く、一般病棟よりも曝露する可能性が高いことから、医療従事者と患者にはB型肝炎ウイルス（HBV：Hepatitis B Virus）ワクチンを必ず接種します。

　インフルエンザの流行期になると、多くの人がインフルエンザに罹患します。

透析患者は抵抗力が低下していることから、インフルエンザウイルスに感染すると重症化することがあります。そのため、すべての透析患者にはインフルエンザワクチンを接種します。そのような患者に1日4時間、週3回も接触する医療従事者も接種しなければなりません。また、透析患者の同居家族は医療従事者よりも接触時間が長いことから、やはり、接種する必要があります。

透析患者は高齢者が多く、抵抗力が低下しているので、肺炎球菌に感染したときには重症化することがあります。そのため、透析患者には肺炎球菌ワクチンの接種が必要です。医療従事者であっても65歳以上になれば接種すべきです。

> **POINT**
> ● 患者および医療従事者には HBV ワクチンを接種する。
> ● 患者および医療従事者にはインフルエンザワクチンを必ず接種するが、患者の同居家族にも接種する。
> ● 透析患者には肺炎球菌ワクチンを接種する。65歳以上の医療従事者にも接種する。

3. HBVワクチン

① 医療従事者とHBVワクチン

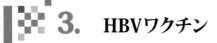

HBV ワクチンは3回接種で1コースとなります。具体的には、1回目接種の1ヶ月後と6ヶ月後に接種します(「0-1-6ヶ月目の接種」)。ワクチンの効果を最大にするために、HBV ワクチンは筋肉注射します。成人では三角筋に接種しなければなりませんが、これは臀筋に注射すると免疫原性が低下してしまうからです。また、皮下注射は筋肉注射よりも、HBs 抗体の獲得率が低くなり、最終濃度も低くなることが知られています[1]。

HBV ワクチンの筋肉注射を3回(0-1-6ヶ月目)実施すると、40歳以下の健康な成人では1回目で30〜50% の人が HBs 抗体(10mIU/mL 以上)を獲得します。

そして、2回目では75%、3回目では90% 以上の人が獲得します[2]。しかし、40歳以降の健康な成人になると、3回接種しても抗体を獲得できる人は90% 以下であり、60歳になると接種した人の僅か75% で抗体が得られるに過ぎません。年齢に加えて、他の宿主要因（喫煙、肥満、遺伝的因子、免疫抑制など）も抗体獲得に影響します。

　HBV ワクチンの1コース（3回接種）を実施したにもかかわらず、HBs 抗体が十分に獲得できない人（HBs 抗体が10mIU/mL 未満の人）がいます。この場合、HBV ワクチンの2コース目を完了するか、HBs 抗原の有無について検査します。2コース目を実施した場合は HBs 抗体を再検査します。1コース目でHBs 抗体を獲得できなかった人が2コース目で獲得できる可能性は30〜50% です。2コース目の接種でも抗体を獲得できなければ、それ以降の接種はしません。2コースを接種しても、HBs 抗体を獲得できない HBs 抗原（−）の人は HBV 感染に感受性があるので、HBV に感染しないための予防策（血液に触れるときには手袋を着用するなど）を啓発します。また、倦怠感などの肝炎症状が見られた場合には受診するように指導します。HBs 抗原（＋）血液の曝露が発生した場合には、Ｂ型肝炎用免疫グロブリン（HBIG：Hepatitis B Immune Globulin）を投与する可能性があることを説明しておきます。

　医療従事者では一度 HBs 抗体を獲得すれば、年月の経過とともに HBs 抗体価が低下して検査感度以下となっても、追加接種の必要はありません。HBVワクチンに反応した正常免疫の人では、抗体価がたとえ検出感度以下に低下しても、HBV への抵抗力を維持しているからです[1]。

② 透析患者とHBVワクチン

　透析患者は抵抗力が低下しているので、HBV ワクチンの接種後に10mIU/mL以上の抗体価を獲得できる割合は正常免疫の人と比較して低く、3回接種で34〜88%（中央値64%）、4回接種で40〜98%（中央値86%）です[3]。医療従事者に HBV ワクチンを接種するとき、1コース（3回接種）にて抗体が獲得できなければ、2コース目まで実施しますが、透析患者も同様であり2コースまでは接種します。しかし、3コース以上の接種は患者に経済的負担を与えてしまう

ので、2コースにて HBs 抗体が獲得できなければ、HBV に感受性があるということで、透析ベッドの配置を HBs 抗原（＋）患者から離しておきます。また、患者には倦怠感などの肝炎症状が見られたときには、受診するように説明しておく必要があります。

　透析患者は HBs 抗体を獲得しても抗体価が急速に低下することがあります。実際、透析患者で HBs 抗体が低下したところ、慢性 B 型肝炎を発生した患者が3例報告されています[4]。透析患者では、ワクチンにて誘導された防御能は完全ではなく、抗体レベルが10mIU/mL 以上を保つ間のみ防御能が持続します。そのため、HBs 抗体価を年1回検査し、10mIU/mL 未満に低下したときには HBV ワクチンを追加接種します[3]。このような追加接種は医療従事者への HBV ワクチンプログラムとは異なるところです。

　透析患者には HBV ワクチンを是非とも接種すべきなのですが、透析導入前の患者も接種することが推奨されています[5]。透析導入前の患者は透析患者よりも免疫が保たれているので、HBV ワクチンを接種した場合の HBs 抗体獲得率が高いからです。

POINT

● 透析患者および医療従事者には HBV ワクチンを接種する。透析導入前の患者も接種することが望ましい。

● HBV ワクチンは3回接種で1コースである。1コースで HBs 抗体が獲得できなければ2コース目まで実施する。

● 医療従事者は HBs 抗体が獲得できれば、年月の経過とともに抗体価が低下しても追加接種は必要ない。透析患者では抗体価が低下したら追加接種する。

4.　インフルエンザワクチン

　日本で用いられているインフルエンザワクチンは A 型2株、B 型2株を含有した4価インフルエンザ HA ワクチンです。このワクチンは不活化ワクチンで

あり安全です。医療従事者に接種すべきことはいうまでもありませんが、透析患者のような抵抗力が低下している人にも接種します。透析患者の同居家族は患者と長時間の濃厚接触をしていることから、やはり接種します。

　インフルエンザワクチンには卵成分がごく僅かですが含まれていることから、卵アレルギーのある人への接種が避けられる傾向にありました。しかし、現在は卵アレルギーとインフルエンザワクチンのアレルギーとは関係がないことが判明したことから、米国疾病管理予防センター（CDC：Centers for Disease Control and Prevention）は「卵を食べて、血管浮腫、呼吸困難、意識朦朧、反復嘔吐などを経験した人、エピネフリンなどの救急処置を必要とした人に接種してもよい」としています[6]。日本のインフルエンザワクチンの添付文書にも、心臓・腎臓・肝臓・血液・呼吸器疾患や免疫不全の患者と同様に「接種要注意者」として鶏卵・鶏肉アレルギーが挙げられているのであり、禁忌ではありません。ただし、インフルエンザワクチンを接種したところ、重篤なアレルギー反応を経験したことがある人にはワクチン接種は禁忌です。

　それでは妊婦には接種してもよいのでしょうか？　約2,000人の妊婦に接種した1件の研究では、ワクチンに関連した胎児への影響は見られませんでした[7]。同様の結果が、出産の6ヶ月以内に接種した252人の妊婦での研究においても観察されています[8]。妊婦へのインフルエンザワクチン接種が強く推奨されるのには次の3つの理由があります。

- 妊婦はインフルエンザに罹患すると重症化しやすい。
- 胎児の神経系は発熱に弱い。
- 妊婦に接種すると抗体が産生され、胎盤を移行して胎児に到達し、出産後の新生児がインフルエンザから守られる。

POINT

- すべての透析患者、同居家族、医療従事者にはインフルエンザワクチンを接種する。
- 妊婦や卵アレルギーの人にインフルエンザワクチンを接種してもよい。

5.　肺炎球菌ワクチン

　高齢者や免疫が低下している人が肺炎球菌に感染すると、侵襲性肺炎球菌感染症（IPD：Invasive Pneumococcal Disease）に罹患する危険性があります。IPDは血液および髄液などに肺炎球菌が侵入した状態であり、菌血症を伴う肺炎、菌血症、髄膜炎が代表的疾患です。

　「ワクチンで防げる病気（VPD：Vaccine Preventable Disease)」の中で、肺炎球菌は他の病原体よりも死亡者数が多いことが知られています。特に肺炎球菌性髄膜炎は死亡率が高く、生存したとしても、デキサメサゾンによる早期治療がされないと、その半数に神経系後遺症が見られます[9]。透析患者は免疫不全であり、かつ、高齢者が多いので、肺炎球菌ワクチンを接種しておくことが大切です。

　肺炎球菌ワクチンには23価肺炎球菌多糖体ワクチン（ニューモバックス®NP）［PPSV23：23-valent Pneumococcal Polysaccharide Vaccine］と13価肺炎球菌結合型ワクチン（プレベナー13®）［PCV13：13-valent Pneumococcal Conjugate Vaccine］があります。CDCは慢性腎不全などの免疫不全の患者（19歳以上）にはPPSV23に加えて、PCV13を接種することを推奨しています[10]。

　PPSV23は23の血清型に対応し、T細胞非依存型の機序により抗体を誘発します。免疫が低下している人では、肺炎球菌の多糖体に対して抗体を作ることが難しく、多糖体ワクチンであるPPSV23を接種しても十分な免疫をつけることができません。そこで免疫が低下している人にも免疫をつけられるように工夫されたのが結合型ワクチンのPCV13です。毒性のない変種のジフテリア毒素を多糖体に結合させることで、免疫不全の人にも多糖体に対する抗体を作ることができます。これらのワクチンは接種対象年齢が異なりますので注意が必要です。PCV13は生後2ヶ月以上6歳未満の小児、もしくは高齢者または肺炎球菌による疾患に罹患するリスクが高い人に接種できます。PPSV23は2歳未満には接種できません。

注意　肺炎球菌ワクチンは年齢を確認してから接種する！

　PPSV23はPCV13に含まれている12の血清型に加え、さらに11の血清型を保有しています。これらを組み合わせて、透析患者のIPDを予防します[10]。

　透析患者の接種スケジュールとしては、過去にPCV13もPPSV23も接種されていなければ、PCV13を最初に接種し、6ヶ月〜4年以内にPPSV23を1回接種します。PPSV23が最初に接種されていた場合は、5年が経過したところでPPSV23の2回目を接種します。もしくは、PPSV23が最初に接種されてから1年以上経過したところでPCV13を接種し、6ヶ月〜4年以内にPPSV23の2回目を接種します（ただし、1回目と2回目のPPSV23の接種は5年以上空けます）。

POINT

- 透析患者は免疫が低下している。そのため、肺炎球菌に感染すると侵襲性肺炎球菌感染症になりやすいので、肺炎球菌ワクチンを接種する。
- 肺炎球菌ワクチンには多糖体ワクチン（PPSV23）と結合型ワクチン（PCV13）がある。
- 透析患者はPPSV23とPCV13を適切な期間を空けて接種する。

---

6. COVID-19ワクチン

　COVID-19ワクチンにはmRNAワクチン（ファイザー社、モデルナ社）と遺伝子組み換え蛋白ワクチン（ノババックス社）が利用できます。mRNAワクチンはSARS-CoV-2のスパイク蛋白（ウイルスがヒトの細胞へ侵入するために必要な蛋白）のmRNAを筋肉注射することによって、体内でスパイク蛋白を産生させて、免疫を獲得するワクチンです。遺伝子組み換え蛋白ワクチンはスパイク蛋白の遺伝子をもとに作られたスパイク蛋白を筋肉注射して免疫を獲得

します。遺伝子組み換え蛋白ワクチンでは免疫の活性化を促進するためにアジュバントが添加されています。

　ファイザー社ワクチンでは 1 回目の接種後、 3 週間の間隔で 2 回目を接種します。 2 回目の接種から5ヶ月以上経過してから3回目を接種します。モデルナ社ワクチンでは 1 回目の接種後、4週間の間隔で 2 回目を接種します。 2 回目の接種から5ヶ月以上経過してから3回目を接種します。ノババックス社ワクチンでは 1 回目の接種後、 3 週間の間隔で 2 回目を接種します。 2 回目の接種から6ヶ月以上経過してから3回目を接種します。これらのワクチンでは1回目と2回目は同一製剤を使用しますが、3回目では交互接種は可能です。

　ワクチンの重症化予防を維持するために、18歳以上では4回目および5回目の接種が可能です。この場合、前回の接種からの間隔はファイザー社およびモデルナ社のワクチンでは3ヶ月以上、ノババックス社のワクチンでは6ヶ月以上が必要です。

Reference

1) CDC：Guideline for infection control in health care personnel, 1998.
   https://www.cdc.gov/infectioncontrol/guidelines/healthcare-personnel/index.html
2) CDC：A Comprehensive immunization strategy to eliminate transmission of hepatitis B virus infection in the United States.
   http://www.cdc.gov/mmwr/PDF/rr/rr5516.pdf
3) CDC：Recommendations for preventing transmission of infections among chronic hemodialysis patients.
   http://www.cdc.gov/mmwr/PDF/rr/rr5005.pdf
4) CDC：Guidelines for vaccinating kidney dialysis patients and patients with chronic kidney disease.
   http://www.cdc.gov/dialysis/PDFs/Vaccinating_Dialysis_Patients_and_Patients_dec2012.pdf
5) Stevens CE et al and the Dialysis Vaccine Trial Study Group：Hepatitis B vaccine in patients receiving hemodialysis：immunogenicity and efficacy. N Engl J Med 311(8)：496-501, 1984
6) CDC：Prevention and control of seasonal influenza with vaccines：Recommendations of the Advisory Committee on Immunization Practices — United States, 2016-17 influenza season.
   http://www.cdc.gov/mmwr/volumes/65/rr/pdfs/rr6505.pdf
7) Heinonen OP et al：Immunization during pregnancy against poliomyelitis and influenza in relation to childhood malignancy. Int J Epidemiol 2(3)：229-235, 1973
8) Munoz FM et al：Safety of influenza vaccination during pregnancy. Am J Obstet Gynecol 192(4)：1098-1106, 2005
9) de Gans J et al：Dexamethasone in adults with bacterial meningitis. N Engl J Med 347(20)：1549-1556, 2002
10) CDC：Guidelines for vaccinating kidney dialysis patients and patient wich chronic kidney disease, Last Reviewed, Jul 2015.
    https://www.cdc.gov/vaccines/pubs/downloads/dialysis-guide-2012.pdf

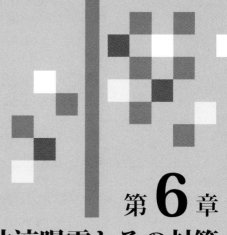

第6章
血液・体液曝露とその対策

矢野邦夫

1. 透析室における曝露リスク

　血液曝露は体液曝露（胸水、腹水、尿など）よりも、血液媒介病原体に感染する確率が高いことが知られています。ここでは血液曝露について重点的に解説します。

　透析室で血液に曝露する機会としては、「血液が付着した環境表面に触れる」「血液が飛散する」「針刺しする」の3つがあります。

● 血液が付着した環境表面に触れる。

　透析室は患者の血液が体外循環している環境であり、環境表面に血液が付着している可能性があります。そこに手指が触れれば、血液や血液媒介病原体が付着してしまいます。そのような曝露を避けるために、血液が付着している環境表面は洗浄してから次亜塩素酸ナトリウム溶液などにて消毒します。また、透析スタッフは常に手袋を着用します。

● 血液が飛散する。

　透析針の刺入時や抜針時に血液が飛散して、顔面や衣類が汚染することがあります。このような血液曝露を避けるために、透析スタッフはガウン、ゴーグルやフェイスシールドを常に着用します。

● 針刺しする。

　透析針などの鋭利物で誤って手指などを傷付けることがあります。そのような「針刺し」を防止するために、安全装置付き血液透析用留置針などが用いられています。使用後の鋭利物は廃棄ボックスに捨てます。

　これらの血液曝露の中で、最も危険な曝露は「針刺し」です。針刺しでは透析スタッフの手指に針が深く侵入するため、粘膜や創のある皮膚に血液が付着したときに比較して、血液媒介病原体に感染する確率が格段に高くなるのです。

注意　　　血液曝露の中で「針刺し」が最も危険である！

2. 曝露直後の対応

　針刺しが発生したとき、最初に実施すべきことは、血液を石鹸と流水にて洗
い流すことです。消毒薬を用いて創部を消毒したり、創部から血液を絞り出す
ことが有効であるとするエビデンスはありません[1]。ヒト免疫不全ウイルス
（HIV：Human Immunodeficiency Virus）の血液の針刺しが発生した場合、抗
HIV薬の服用が必要なことがあります。このときは一刻も早く抗HIV薬の内服
を開始しなければなりません。感染防御効果に疑問のある絞り出しにいたずら
に時間を費やすのではなく、曝露を迅速に評価して薬剤を早急に入手すること
が大切です。もちろん、創部から液を絞り出しても構いませんが、それには意
味がないことを知っていて、早く次の段階に移行することが大切です。

3. 曝露源の患者の評価

　曝露源の患者を評価するために、B型肝炎ウイルス（HBV：Hepatitis B
Virus）、C型肝炎ウイルス（HCV：Hepatitis C Virus）、HIVの検査結果を可能な
限りすぐに入手します。また、カルテからも入手可能なすべての情報（検査結

果、入院時診断、医学的既往歴など）を得て判定に用います[1]。曝露源の患者のHBV、HCV、HIV感染の有無が不明であれば、その患者からインフォームドコンセントを得て検査を行います。この場合、曝露源の患者の検査結果についての秘密は守られなければなりません。

　曝露源の患者が不明または患者を検査できない場合は、HBV、HCV、HIVの感染の危険性について曝露がどこでどのような状況で生じたかを疫学的に評価します。例えば、肝炎患者が入院している消化器病棟ではHBVやHCVの伝播の危険性が高いと推測されます。HIV感染者が入院している病棟での曝露ではHIVの伝播の危険性を考慮する必要があります。曝露源の患者が不明ということで、曝露に関連した針などの鋭利器具の検査をしてはいけません。検査結果の信頼度と解釈が不明であることと、検査することによって鋭利器具を取り扱うスタッフが危険にさらされるからです[1]。

　曝露源の患者がHIVに感染していれば、感染の進行段階についての情報（無症候性、症候性、エイズ）、CD4陽性T細胞数、ウイルス量、現在および過去の抗HIV薬内服の既往、ウイルス耐性検査の結果を入手して、曝露後の予防内服を開始するか否かの参考にします[1]。

> **POINT**
> ● 針刺ししたら、曝露源の患者の情報（HBV、HCV、HIV感染など）を迅速に収集する。
> ● 曝露に関連した針などの鋭利器具の検査はしない。

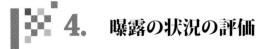

4.　曝露の状況の評価

　針刺しが発生したとき、「中空の注射針なのか？　それとも、外科用縫合針なのか？」という情報は重要です。注射針では内腔に血液が含まれている可能性があるため、曝露した人の体内に注入される血液量は外科用縫合針に比較して多いのです。注射針の場合、血管内に挿入されていたのか、筋肉や皮下に刺

入されていたのかで、感染の危険性は異なります。血管内に挿入されていた場合には血液が内腔に溜まっている可能性が高いので、血液曝露量が多くなるのです。同様に注射針の太さも重要な情報です。太い針では内腔の血液量が多くなるからです。さらに、曝露した人が手袋を着用していたか否かも重要です。手袋を着用していても、針刺しを防ぐことはできませんが、針が手袋を貫通するときに、周囲に付着している相当量の血液が拭い去られます。そのため、手袋を着用していた方が血液曝露量は少ないのです。

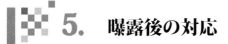

> ● 針刺ししたら、曝露の状況を評価する。
> ● 血管内に挿入されていた太い注射針にて、手袋をしていない手指に針刺しするのが最も感染の危険性が高い。
> ● 皮膚を縫っていた細い縫合針で、手袋をしている手指に針刺しするのは感染の危険性が少ない。

5. 曝露後の対応

① HBVへの対応

　HBV に曝露した場合、曝露した人の HBs 抗体および HBV ワクチン接種歴の有無で対応が決まります[1]。

　HBV に曝露した医療従事者にワクチン接種歴がなく、HBs 抗原（＋）の血液の針刺しをすれば感染の危険性が高いので B 型肝炎免疫グロブリン（HBIG：Hepatitis B Immune Globulin）を1回投与して、HBV ワクチンの1コース（3回接種）を開始します。患者の血液が HBs 抗原（－）であれば感染の危険性はないですが、未接種の医療従事者を発見したので、HBV ワクチンを開始します。患者の状況が不明（廃棄ボックスの針など）の場合も HBV ワクチンを開始します。

　曝露した人に HBV ワクチンの接種歴があり、HBs 抗体を獲得していれば、

HBVに感染する危険性はないので、予防処置はありません。

　曝露した人にHBVワクチンの1コースの接種歴があっても、HBs抗体を獲得していない場合には、患者がHBs抗原（＋）ならばHBIGを1回投与して、HBVワクチンを1コース実施します。HBIGは、針刺し後できるかぎりすぐに（24時間以内が望ましい）投与します。HBVワクチンも可能な限りすぐに（24時間以内が望ましい）接種します[1]。患者がHBs抗原（－）ならばHBVワクチンのみ1コース実施します。患者の状況が不明の場合、ハイリスクの患者であればHBs抗原（＋）の対応に準じます。

　曝露した人にHBVワクチンの2コースの接種歴があって、HBs抗体を獲得していない場合には、患者がHBs抗原（＋）ならばHBIGを2回投与（曝露直後と1ヶ月後）します。患者がHBs抗原（－）ならば、既に2コースのHBVワクチンが接種されているので、特に対応はありません。曝露の状況が不明な場合、ハイリスク患者であればHBIGを2回投与します。

　曝露した人が妊娠している場合や妊娠の可能性がある場合であっても、HBVワクチンの接種が必要な状況であれば迷わず接種します。HBVワクチンは妊婦に禁忌とはなっていませんし、胎児への影響がないことを示唆するデータもあるので、妊婦も安心して接種できます[2]。

　HBVワクチンを接種した人には、3回目の接種の1〜2ヶ月後にHBs抗体のフォローアップ検査を実施します。ただし、HBIGが過去3〜4ヶ月以内に投与されている場合には、HBs抗体の獲得は確認できません[1]。

　このような曝露後の対応を実施するとともに、曝露した人には急性B型肝炎についての情報を提示しておく必要があります。症状が見られた場合には迅速に医療機関に受診できるからです。一般に、成人がHBVに感染すると1〜6ヶ月間の潜伏期間を経て、30〜50%の感染者に急性B型肝炎の症状が見られます。症状には全身倦怠感、食欲不振、黄疸、悪心、嘔吐、褐色尿などがあります。ごく稀に劇症肝炎に進展することもあります。

②▶ HCVへの対応

　HCV の針刺しが発生した場合、曝露後予防（抗ウイルス薬、免疫グロブリン製剤、α-インターフェロンなど）は実施しません[3]。これらの有効性については確認されていないし、むしろ副作用のほうが問題となるからです。したがって、HCV の針刺しの場合は、経過観察のみとなります。

　医療従事者が HCV 感染患者の血液に曝露した場合、曝露後48時間以内に医療従事者の HCV 抗体を測定します。これは曝露の時点で医療従事者が HCV に感染していないことを確認するためです。HCV 抗体が陽性であれば、その医療従事者がもともと HCV に感染していた可能性があるため、専門家に受診させます。HCV 抗体が陰性であれば、フォローアップして、曝露後3～6週間が経過した時点で HCV RNA を検査します。この検査で HCV RNA が陰性である場合、急性 HCV 感染ではウイルス血症が間欠的に発生する可能性があることから、曝露後4～6ケ月での HCV 抗体による最終検査が推奨されます。そこで HCV 抗体が検出されなければフォローを終了します[3]。

③ HIVへの対応

　HIV に曝露したら必ず抗 HIV 薬による曝露後予防を実施する、ということではありません。曝露を評価して内服が必要か否かを判定します。曝露後予防薬は伝播の危険性が無視できるほどの曝露（正常皮膚に少量の血液が付着したなど）では必要はありません。しかし、評価した結果、予防内服することとしたならば、迅速に開始しなければなりません。

> **注意**　**HIV の血液の針刺しをしたら、必ず抗 HIV 薬による曝露後予防をするということはない！**

　CDC が2015年に公開した『医療従事者における職業上 HIV 感染』の報告によると、1999年以降の針刺しによる HIV 感染は、僅か1例の確定例（HIV の培養中に針刺しをした検査技師）が報告されているに過ぎません[4]。すなわち、抗 HIV 薬の進歩によって臨床現場における HIV の職業上感染は大きく減少したのです。HIV 感染者は抗 HIV 薬の内服を継続することによって、血液中の HIV ウイルス量が激減しています。また、曝露した人も強力な抗 HIV 薬を内服します。このような対応によって、HIV 曝露後の感染の危険性は格段に少なくなったのです。

■ HIV曝露後予防

　曝露後予防ではツルバダ®（エムトリシタビン＋テノホビルの合剤）およびラルテグラビルを4週間内服します[5]。これ以外の組み合わせも状況に応じて用いることができます。例えば、テノホビルは腎毒性が見られることがあるので、腎疾患を持っている人にはジドブジンをテノホビルの代替として用いることができます。このとき、「エムトリシタビン＋テノホビル」に替えて、コンビビル®（ジドブジンとラミブジンの合剤）を用いても構いません。その他、ラルテグラビルの替わりに「ダルナビル＋リトナビル」などを用いることもできます[5]。

　曝露後どのくらいの期間が経過してしまうと抗 HIV 薬の効果が期待できなく

なるか、については不明です。動物実験によると、曝露後24～36時間以降に
曝露後予防を開始した場合、有効性が相当低下してしまうことがわかっていま
す。しかし、ヒトにおいて、どのくらいの時間が経過すると曝露後予防に益が
ないか、ということについては確定されていないので、曝露後の時間が36時
間を超えていても必要であれば曝露後予防を開始すべきです。長期間（1週間
など）が経過していても、感染の危険性が高い曝露では考慮してもよいでしょ
う。

■■ HIV曝露後の経過観察

　　HIV 曝露が発生した場合、曝露した人を経過観察しなければなりません。過
去には、曝露時のベースライン検査の後、6週間後、12週間後、6ヶ月後に HIV
検査が実施されてきました。現在は、HIV 抗原／抗体の両者を測定できる第4
世代 HIV 検査が用いられ、HIV 感染を早期に検出できるので、フォローアップ
期間を4ヶ月間に短縮することができました[5]。しかし、HIV と HCV に同時感
染している患者に曝露して HCV に感染した医療従事者には、HIV の経過観察
期間を12ヶ月間まで延長します[1]。もちろん、曝露からの時間的間隔にかかわ
らず、急性 HIV 感染症に一致した症状（発熱、リンパ節腫脹、咽頭痛、多発関
節痛などのインフルエンザ様症状あるいは伝染性単核球症候群）が見られれば、
HIV 検査を実施します。

POINT

- HIV の血液の針刺しをしたら、曝露を評価して、必要ならばツルバダ®（エム
  トリシタビン＋テノホビルの合剤）およびラルテグラビルを4週間内服する。
- 第4世代 HIV 検査を実施するならば、フォローアップ期間は4ヶ月間に短縮でき
  る。

---

6. 針刺しが発生した場合の曝露した人への生活指導

　　針刺しした人には精神的なサポートが必要ですが、同時に、配偶者などへの

二次感染を防ぐための生活指導も実施しなくてはなりません。過剰な生活制限は曝露した人を束縛してしまうので、曝露後の生活指導については十分に配慮する必要があります。

　HBV または HCV を含んでいる血液に曝露した人はフォローアップ期間中、二次感染を防ぐための特別な予防策を取る必要はありません[6,7]。性生活を制限したり、妊娠を避ける必要もありません。曝露した女性が授乳中であれば、それを中断する必要もないのです。実際、HBV ワクチンが利用できるようになる前でさえも、授乳による HBV 伝播の報告はありませんでした[8]。HBV または HCV 陽性血液に曝露したということだけで、患者への伝播を防ぐために曝露した人の職務を変更する必要もありません。しかし、血液や血漿のドナーになることは避けるべきです。

　HIV の血液の針刺しが発生した場合、曝露した人への生活指導については慎重にならなければなりません。針刺しによる HIV 感染はほとんど起こらないにもかかわらず、曝露した人には一見矛盾した情報が与えられるからです。すなわち、HIV 感染の危険性は低いと説明されているにもかかわらず、4週間の予防内服が推奨され、二次感染を防ぐための数週間〜数ヶ月間に及ぶ行動制限（禁欲やコンドームの使用など）が指導されます。また、血液や血漿などの提供を避けることも指導されます。曝露した女性が授乳中である場合は、母乳を通じた HIV 伝播の危険性についてカウンセリングされ、特に、感染の危険性の高い曝露では授乳の中止を考慮すべきです。それゆえ、針刺しにおける HIV 伝播についての知識を有し、HIV に曝露した人に生じる多くの心配事に対処できる人との連絡を緊密にすることが大切です。当然のことながら、HIV に曝露したというだけで、患者への伝播を防ぐために曝露した人の職務を変更する必要はありません。

> **POINT**
> ● HBV および HCV の血液の針刺し後の生活制限はない。た
> 　だし、血液のドナーにはならない。
> ● HIV の血液の針刺し後は生活制限（禁欲やコンドームの使
> 　用、授乳の中止など）が必要である。

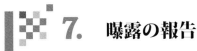

7. 曝露の報告

　血液・体液曝露が生じた場合、曝露した医療従事者のカルテには、曝露の状況や曝露後対処について記載します。この場合は次の項目について漏れなく記載する必要があります。

血液・体液曝露が生じた場合のカルテ記載事項

❶ 曝露の日時
❷ 曝露の発生状況の詳細
　[鋭利器具の種類と銘柄、器具を取り扱った過程、何時どのように発生したのか]
❸ 体液または体物質の種類や量および曝露の程度などの曝露の詳細
　[経皮的曝露、創傷の深さ、体液が注入されたか否か、皮膚または粘膜曝露であれば体物質の推定量や皮膚の状況（ひび、あかぎれ、擦り傷、正常皮膚）]
❹ 曝露源の患者についての詳細
　[曝露源の患者の体物質が HBV、HCV、HIV を有しているか否か（曝露源の患者が HIV に感染していれば、疾患のステージ、抗 HIV 薬内服の既往、ウイルス量、抗 HIV 薬耐性の情報）]

❺ 曝露した医療従事者についての詳細
［HBV ワクチンの接種歴や HBs 抗体の有無など］
❻ カウンセリング、曝露後対応、フォローアップについての詳細。

Reference

1) CDC：Updated U.S. Public Health Service Guidelines for the management of occupational exposures to HBV, HCV, and HIV and Recommendations for postexposure prophylaxis.
http://www.cdc.gov/mmwr/PDF/rr/rr5011.pdf
2) CDC：A comprehensive immunization strategy to eliminate transmission of hepatitis B virus infection in the United States.
http://www.cdc.gov/mmwr/PDF/rr/rr5516.pdf
3) CDC：Testing and clinical management of health care personnel potentially exposed to hepatitis C virus — CDC Guidance, United States, 2020
https://www.cdc.gov/mmwr/volumes/69/rr/rr6906a1.htm
4) CDC：Occupationally acquired HIV infection among health care workers — United States, 1985-2013.
http://www.cdc.gov/mmwr/preview/mmwrhtml/mm6353a4.htm
5) Updated US Public Health Service Guidelines for the management of occupational exposures to human immunodeficiency virus and Recommendations for postexposure prophylaxis. Infect Control Hosp Epidemiol 34(9)：875-892, 2013
6) CDC：Hepatitis B virus：a comprehensive strategy for eliminating transmission in the United States through universal childhood vaccination：Recommendations of the Immunization Practices Advisory Committee (ACIP).
https://www.cdc.gov/mmwr/preview/mmwrhtml/00033405.htm
7) CDC：Recommendations for the prevention and control of hepatitis C virus (HCV) infection and HCV-related chronic disease.
https://www.cdc.gov/mmwr/preview/mmwrhtml/00055154.htm
8) CDC：Breastfeeding：Hepatitis B and C infections.
http://www.cdc.gov/breastfeeding/disease/hepatitis.htm

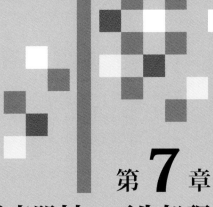

第 7 章
透析医療器材の再生処理
（洗浄・消毒・滅菌）

大石和久

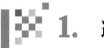 **1. 透析医療器材の分類**

① スポルディングの分類の基本

　医療器材の再生処理（洗浄・消毒・滅菌）は感染対策において非常に重要で、確実に実施することで患者や医療従事者の安全を守ることにつながります。患者に使用した医療器材の処理は、使用目的に応じて、洗浄・消毒・滅菌の処理が決定されます。その目安として、スポルディングの分類があります。正常な皮膚は微生物に対してバリア機能があるため、使用する器材を無菌にする必要はありません。粘膜または創のある皮膚は、一般的な細菌に対しては抵抗性がありますが、結核菌やウイルスなどには感受性があります。血管に挿入したり、皮膚・粘膜を貫通する器材はあらゆる微生物の除去が必要です。

　医療器材は、感染を伝播させる可能性に基づいて、「クリティカル器具」「セミクリティカル器具」「ノンクリティカル器具」の3種類に分類されます。「クリティカル器具」は患者の体内に挿入される針やカテーテルなど、「セミクリティカル器具」は患者の粘膜や創のある皮膚に接触する内視鏡や気管支鏡など、「ノンクリティカル器具」は患者の粘膜と接触しませんが正常皮膚に接触する鉗子やトレイなど、です。器材の使用目的に応じて必要な消毒基準が定められています。これらの器具を患者に使用する前には、それぞれ、滅菌、高水準消毒、洗浄といった処置を行います。

② 透析器材の種類と分類および再生処理の対象

　クリティカル器具は、穿刺針、ダイアライザ、血液回路、ドレッシング材などで、使い捨て製品として供給されます。透析室で使用されるセミクリティカル器具は少なく、気管内挿管チューブ、喉頭鏡などがありますが、気管内挿管チューブは使い捨て製品で、喉頭鏡が再生処理の対象になります。ノンクリティカル器具は、駆血帯、肘枕、血圧計、聴診器、鉗子、トレイなどがあり、鉗子とトレイが再生処理の対象になります。クリティカル器具は滅菌が必要であ

り、セミクリティカル器具は滅菌または高水準消毒が必要です。ノンクリティカル器具は洗浄で十分です。

POINT

● 医療器材は、感染を伝播させる可能性に基づいて、「クリティカル器具」「セミクリティカル器具」「ノンクリティカル器具」の3種類に分類される。
● クリティカル器具は滅菌が必要であり、セミクリティカル器具は滅菌または高水準消毒が必要である。ノンクリティカル器具は洗浄で十分である。

2. 洗浄・消毒・滅菌の考え方とその方法

　「洗浄」は病原体を殺すのではなく、有機物や汚れを物理的に除去することを目的としています。器材に付着した有機物は消毒や滅菌の効果を減弱します。適切な洗浄をすると、その後の消毒・滅菌が有効に行えます。鉗子類は血液が付着している可能性があり、B型肝炎ウイルス（HBV：Hepatitis B Virus）やC型肝炎ウイルス（HCV：Hepatitis C Virus）などの血液媒介感染のリスクがあります。十分な洗浄を行って、器材に付着している血液などを除去することが大切です。洗浄剤や界面活性剤を用いて汚れを落とし、その後の水処理により器材の表面から多数の微生物を除去できます。血液などの汚れが乾燥すると凝固が起こり、洗浄が困難となります。血液が固まる前に洗浄することが困難である場合には、タンパク質凝固防止剤を用いて血液やタンパク質の乾燥・凝固を防ぎます。洗浄の前に血液が付着した鉗子をグルタラールに漬けると、血液が鉗子の表面に凝集するため、その後の洗浄が不確実となるので、洗浄が先となります。アルカリ洗浄剤は洗浄能力が高く、血液・体液のタンパク質、脂質の汚れを効果的に除去します。酵素系洗浄剤はアルカリ洗浄剤に比べ、金属、ゴム、プラスチック器材に対して腐食性が低い洗浄剤で、40℃前後で最も効果を発揮します。洗浄後は十分に乾燥させます。

　「消毒」は必ずしも微生物をすべて除去するものではなく、感染症を起こさ

ない水準まで病原体を減らすことです。熱による物理的消毒と消毒薬を用いた化学的消毒があります。物理的消毒として紫外線を用いることもありますが、紫外線が当たる表面のみの効果しかないため、医療現場では器材の消毒に用いることはありません。80℃10分間の熱水処理により、芽胞形成菌以外の微生物を感染可能な水準以下に死滅または不活化することができます。生体毒性や環境への残留毒性から熱を利用した消毒（物理的消毒）が最適です。熱が利用できない場合には消毒薬（化学的消毒）を使用します。

　消毒は滅菌と洗浄の中間に位置しており、高水準、中水準、低水準の3段階に分けられます。低水準消毒薬は、結核菌と芽胞形成菌を除くほとんどの微生物に効果があり、第四級アンモニウム塩、クロルヘキシジングルコン酸塩、両性界面活性剤があります。両性界面活性剤は結核菌に有効です。中水準消毒薬は、芽胞形成菌を除くほとんどの微生物に効果があり、次亜塩素酸ナトリウム、消毒用エタノール、ポビドンヨードがあります。次亜塩素酸ナトリウムは抗ウイルス作用が強いため、ノロウイルス、HBVなどの消毒に適しています。次亜塩素酸ナトリウムは酸性の洗浄剤との混合で塩素ガスを発生するため、洗浄剤との併用を避ける必要があります。高水準消毒薬は、芽胞形成菌を除くほとんどの微生物に効果があり、長時間の接触ではほとんどの微生物を殺滅することができ、グルタルアルデヒド（グルタラール）、オルトフタルアルデヒド（フタラール）、過酢酸がありますが、人体には使用できず、内視鏡などの医療器材が対象となります。フタラールはグルタラールと同様のアルデヒド系の消毒薬ですが、アルデヒドガスの発生が1/20に抑えられています。消毒の対象として、環境、人体、金属器具、非金属器具があり、それぞれ消毒薬の適用が異なります。

　「滅菌」は病原体を完全に除去・破壊することを目的とします。高圧蒸気滅菌、酸化エチレンガス滅菌、プラズマ滅菌があります。高圧蒸気滅菌は毒性がなく安価ですが、滅菌対象が熱に耐性でないものの滅菌はできません。酸化エチレンガスは高圧蒸気滅菌ができないものの滅菌に用いますが、滅菌時間が長く、残留毒性があるため残留ガスを安全な値まで下げなければなりません。プラズマ滅菌は低温で滅菌が可能ですが、布や紙などの吸着性の高いものの滅菌には使用できません。滅菌したものを使用するときには、滅菌インジケーターの確

認、包装の破損の有無の確認、有効期限の確認が必要です。

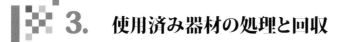

3. 使用済み器材の処理と回収

① 使用済み器材の現場での処理

　医療施設の規模により使用済み器材の処理方法は異なるため、一般的な処理方法を述べます。

　透析現場では鉗子とトレイが再生処理の対象になります。従来から行われてきた現場における一次洗浄／消毒は、汚染の拡散や職業感染の危険が高いため、廃止することが奨められます。中央材料室があればそこで一次処理から最終処理まで一元的に管理することが望ましいです。血液・体液が器材の表面で凝固すると洗浄・滅菌が不十分になるため、汚染器材にタンパク質凝固阻止剤を噴霧してコンテナに入れて中央材料室に運ぶ場合もあります。

② 使用済み器材の回収後の動き

　周辺環境の汚染拡散に気を付けて、使用済み器材を回収し、中央材料室に運びます。使用済み器材の処理は、中央材料室で、専門スタッフにより行われます。職業感染を防ぐために自動型ウォッシャーディスインフェクターの普及が必要です。中央材料室で医療器材の洗浄から滅菌業務を行います。使用済み器材は充分に洗浄され、その後各種滅菌機によって滅菌されます。滅菌方法には、高圧蒸気による滅菌と、高温に耐えられない物品用の酸化エチレンガス、過酸化水素ガス低温プラズマによる滅菌があります。滅菌済み器材は、金属のコンテナや紙製のバッグで密閉されており、外部とは隔離された状態で保管されます。開封は使用する直前にされるので、確実に清潔な状態で使用されます。中央材料室での管理は、院内の感染防止の役割も担っているとともに、医療器材の効率的な運用に役立っています。

POINT

- 現場における一次洗浄・消毒は、汚染の拡散や職業感染の危険が高いため、廃止することが奨められる。
- 中央材料室で医療器材の洗浄から滅菌業務を行うことが奨められる。

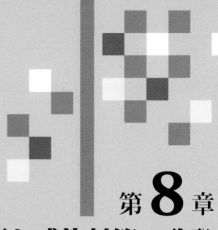

第8章
透析室に必要な感染対策の啓発

大石和久

1. 医療従事者への啓発

　ワクチンで防ぐことができる感染症は、ワクチン接種により予防することが感染制御の基本です。医療従事者は自分自身を感染症から守るとともに、自分自身が感染源にならないようにする必要があります。また、感染症による欠勤のために医療機関の機能低下を防ぐ必要もあります。ワクチン接種の対象者は患者と接触する可能性のあるすべてのスタッフです。B型肝炎、インフルエンザ、麻疹、風疹、水痘、流行性耳下腺炎（ムンプス）は、ワクチン接種により予防または重症化予防ができる感染症です[1]。新型コロナウイルスも同じです。65歳以上の医療従事者は肺炎球菌ワクチンの接種が必要です。

　感染症予防の周知と啓発のために、定期的な感染対策の勉強会を曜日と時間帯を変えて同じ内容で数回繰り返して行い、出席率を高める必要があります。透析の知識と技術を高める勉強会も頻回に行う必要があります。行うべきことでできていないことを確認し、行うべきことの根拠を理解します。行うべきことの根拠が理解できていないと行動にはつながりません。個人防護具の着用に関しては第三者の目で見て評価してもらいます。感染対策を簡単に検索できることも必要です。院内の「衛生管理室ホームページ」などで院内感染対策を閲覧でき、更新履歴で何が更新されたかも知ることができるようにし、リアルタイムで感染対策を学習できる施設もあります。

2. 患者への啓発

① 透析室におけるワクチン接種とその重要性

　透析患者は免疫不全の状態にあるため感染症に罹患しやすく、また、エリスロポエチンと活性型ビタミンDの不足は、ワクチンの有効性を低下させる可能性が示唆されています[2]。さらに透析患者は透析室という感染しやすい特殊な環境にいます。B型肝炎、インフルエンザ、肺炎球菌、麻疹、風疹、水痘―

帯状疱疹、流行性耳下腺炎（ムンプス）はワクチン接種により予防または重症化予防ができる感染症です[3]。新型コロナウイルスワクチンも同じです[2]。ワクチン接種は透析患者の感染リスクを減らします。ワクチン接種は多くが自己負担ですが、患者が自分自身を守るために必要です。患者負担が生じるワクチン接種は理解を得られることが難しい場合もありますが、なぜ必要なのかを十分に説明し、自分自身を守るためであると納得してもらってから接種することが必要です。インフルエンザワクチンは毎年、他のワクチンは患者の理解が得られてからですが、優先度の高いワクチンは HBV ワクチンです。患者の同居家族にも、感染対策について正しく知ってもらう必要があります。

② インフルエンザワクチン接種

　透析患者を含む慢性腎臓病患者は、インフルエンザの合併症を発症するリスクが高く、またインフルエンザ関連の死亡率も高いためインフルエンザの予防は重要です。インフルエンザの感染対策で最も基本となるものはワクチン接種による予防で、透析患者と接触する同居家族や医療従事者もワクチン接種が奨められます。

　透析患者はワクチン接種後の抗体価の上昇が健康な人に比べて低いとの報告が多く[4]、特に高齢の透析患者の抗体獲得率は低いです[5]。2009年の新型インフルエンザの流行時、H1N1インフルエンザ A ワクチン接種に対する抗体価の上昇は、健康な人に比べて血液透析患者で低く、特に高齢血液透析患者で低いとの報告があります[6]。ワクチン接種により透析患者の死亡と入院の低下、さらに心血管系イベントによる死亡の低下が報告されています[7-10]。透析患者はインフルエンザの抗体獲得に時間がかかり、最も高い抗体価は3ヶ月目に得られることから、12月半ばまでに接種することが奨められます[3]。

③ 肺炎球菌ワクチン接種

　透析患者の肺炎の発症率は高く、また、肺炎は透析患者の主な死亡原因で、肺炎による死亡率は一般人に比べて10〜16倍高いとの報告があります[11,12]。透

析患者の肺炎は医療ケア関連肺炎（HCAP：Healthcare-Associated Pneumonia）に含まれ、原因菌は第1位がブドウ球菌、第2位が肺炎球菌です[13]。肺炎球菌は莢膜を持ちマクロファージに認識されないため貪食されず、病原性が強く重篤な感染症を引き起こします。また、肺炎球菌は各種抗菌薬への耐性化が進んでいるため、臨床上の重要な問題となっています。莢膜の構成成分のポリサッカライドをワクチンとして接種すると、莢膜に対する抗体が産生され、肺炎球菌が体内に侵入した場合にマクロファージが認識し肺炎球菌を貪食するようになります。肺炎球菌ワクチンは透析患者の入院リスクと死亡リスクを低下します[9,14]。感染予防のために、透析患者には肺炎球菌ワクチンを積極的に接種すべきです。

④ 新型コロナウイルスワクチン接種

　透析患者は新型コロナウイルス感染症（COVID-19）による致死率が、非常に高いことが明らかになっています。透析患者における全体の2021年12月23日時点の致死率は15.8％であり、2021年12月21日時点の一般人口の致死率1.0％と比較して、15倍以上と高率です[15]。透析患者はワクチン接種により抗体価が上昇しにくく、低下しやすいことが指摘されていますが、追加接種により抗体価は有意に増加することが報告されています[16]。透析患者のワクチンの効果に関して、日本では2021年12月23日時点でワクチン2回接種により、致死率は5.4％となっています。ワクチン接種により、透析患者の罹患、重症化、死亡を抑制する効果が、日本の実臨床データから確立されています[15]。

> **POINT**
> - B 型肝炎、インフルエンザ、肺炎球菌、麻疹、風疹、水痘―帯状疱疹、流行性耳下腺炎（ムンプス）、新型コロナウイルスはワクチン接種により予防または重症化予防ができる感染症である。
> - インフルエンザワクチン接種により透析患者の死亡と入院は低下し、さらに心血管系イベントによる死亡を低下させる。
> - 肺炎球菌ワクチンは透析患者の入院と死亡を低下させる。
> - 新型コロナウイルスワクチン接種により、透析患者の罹患、重症化、死亡を抑制する効果がある。

Reference

1） 一般社団法人日本環境感染学会　ワクチンに関するガイドライン改訂委員会：医療関係者のためのワクチンガイドライン第2版．環境感染誌 29(Suppl Ⅲ)：S1-S14，2014

2） Hou Y-c et al：The efficacy of COVID-19 vaccines in chronic kidney disease and kidney transplantation patients：a narrative review. Vaccines 9：885, 2021

3） Reddy S et al：Vaccination in chronic kidney disease. Adv Chronic Kidney Dis 26(1)：72-78, 2019

4） 大石和久：インフルエンザ感染症の診断とワクチン接種．臨床透析 22(2)：227-232，2006

5） 前田貞亮ほか：血液透析患者のインフルエンザ対策．透析医会誌 20(1)：96-106，2005

6） Chang YT et al：Poor immune response to a standard single dose non-adjuvanted vaccination against 2009 pandemic H1N1 influenza virus A in the adult and elder hemodiakysis patients. Vaccine 30(33)：5009-5018, 2012

7） Gilbertson DT et al：Influenza vaccine delivery and effectiveness in end-stage renal disease. Kidney Int 63(2)：738-743，2003

8） Dinits-Pensy M et al：The use of vaccines in adult patients with renal disease. Am J Kidney Dis 46(6)：997-1011, 2005

9） Bond TC et al：Mortality of dialysis patients according to influenza and pneumococcal vaccination status. Am J Kidney Dis 60(6)：959-965, 2012

10） Wang IK et al：Effectiveness of influenza vaccination in patients with end-stage renal disease receiving hemodialysis：a population-based study. PLoS One 8(3)：e58317, 2013

11） Sarnak MJ et al：Pulmonary infectious mortality among patients with end-stage renal disease. Chest 120(6)：1883-1887, 2001

12） Guo H et al：Pneumonia in incident dialysis patients-the United States Renal Data System. Nephrol Dial Transplant 23(2)：680-686, 2008

13） Kawasaki S et al：Clinical and microbiological evaluation of hemodialysis-associated pneumonia (HDAP)：should HDAP be included in healthcare-associated pneumonia? J Infect Chemother 17(5)：640-645, 2011

14） Gilbertson DT et al：The association of pneumococcal vaccination with hospitalization and mortality in hemodialysis patients. Nephrol Dial Transplant 26(9)：2934-2939, 2011

15） 菊地　勘：新型コロナウイルスと血液透析①透析患者における新型コロナウイルスの総論－都内の感染状況と対策を含めて－．透析会誌55(2):71-77,2022

16） 吉藤　歩ほか：新型コロナウイルスに対する治療・予防②ワクチン．透析会誌55(2)129-136,2022

❖ おわりに ❖

　院内感染を起こす病原体は数多くあり、それぞれの病原体は感染経路を経由して患者や医療従事者に感染します。それぞれの病原体の感染経路を認識し、最も適切な感染対策を行う必要があります。そのためには、標準予防策に加え、感染経路別予防策を理解して実行する必要があります。例えば、接触予防策を行うということは、標準予防策に接触予防策を付け加えることであると理解していただけたと思います。

　一方、透析室という血液が飛び散る狭い環境に多数の患者と医療従事者がおり、また、透析患者は免疫不全の状態にあるため、透析室では特別な感染対策が求められます。標準予防策は感染対策の基本ですが、透析施設においては標準予防策のみでは不十分です。「透析室の感染対策」と標準予防策との違いを正しく認識していただき、透析室の感染対策を科学的に実行していただくことを希望します。

　当院の透析室では、透析患者全員にインフルエンザワクチンと肺炎球菌ワクチン、新型コロナウイルスワクチンを接種し、HBs 抗体のない患者には全員 HBV ワクチンを接種しています。患者負担が生じる感染対策は理解を得られることが難しい場合もありますが、なぜ必要なのかを十分に説明し、自分自身を守るためであると納得されてから行っております。

　透析室における感染対策は、科学的な根拠に基づいて効率的に行う必要があります。従来行っていた無駄な感染対策を見直し、その浮いた費用で根拠のある感染対策を行うことで経済的にも負担は減ると考えられます。感染対策は長期的な計画を立てて、多くの人の理解を得ながら進めていく必要があります。本書が、患者とスタッフを守るための手助けになれば幸いです。

大石和久

索 引

■ 著者略歴

大石和久
医療法人社団三遠メディメイツ　志都呂クリニック　院長

■ 略歴

1981年3月	信州大学医学部医学科卒業
1981年4月	浜松医科大学第一内科研修医
1982年6月	遠州総合病院内科
1984年4月	浜松医科大学医学部大学院入学
1988年3月	浜松医科大学医学部大学院卒業
1988年4月	浜松医科大学第一内科医員
1988年10月	浜松医科大学第一内科助手
1990年10月	米国チューレン大学医学部生理学教室博士研究員
1993年8月	浜松医科大学第一内科医員
1994年6月	浜松医科大学院第一内科助手
1996年6月	新風会丸山病院内科
1997年11月	浜松医療センター腎臓内科部長
2007年1月	浜松医療センター透析療法科部長（兼務）
2021年4月	磐田メイツクリニック副院長
2022年1月	志都呂クリニック　院長（現職）

＊日本内科学会認定医　＊日本内科学会総合内科専門医　＊日本腎臓学会専門医・指導医
＊日本透析医学会専門医・指導医　＊日本リウマチ学会専門医　＊日本高血圧学会専門医
＊日本医師会認定産業医　＊医学博士　＊2008年〜2021年　浜松医科大学臨床教授

■ 執筆
・B型肝炎について透析患者における現状と治療法を教えて下さい．いまさら訊けない！透析患者　薬剤の考えかた、使いかた Q&A　Ver.3（加藤明彦　編著），中外医学社，東京，2022，p 129-134
・災害時の血液透析対策．みんなで取り組む　災害時の保健・医療・福祉活動（國井　修，尾島俊之　編），南山堂，東京，2022，p 208-209
・バスキュラーアクセス感染，カテーテル感染．特集　腎と感染症，腎と透析 81：625-629，2016　ほか

矢野 邦夫
浜松市感染症対策調整監／浜松医療センター感染症管理特別顧問

■ 略歴
1981年3月　　名古屋大学医学部卒業
1981年4月　　名古屋掖済会病院
1987年7月　　名古屋第二赤十字病院
1988年7月　　名古屋大学第一内科
1989年12月　米国フレッドハッチンソン癌研究所
1993年4月　　浜松医療センター
1996年7月　　米国ワシントン州立大学感染症科　エイズ臨床短期留学
　　　　　　　米国エイズトレーニングセンター臨床研修終了
1997年4月　　浜松医療センター　感染症内科部長
1997年7月　　同上　衛生管理室長
2008年7月　　同上　副院長
2020年4月　　同上　院長補佐
2021年4月　　浜松市感染症対策調整監／浜松医療センター感染症管理特別顧問（現職）

　　＊医学博士　＊ICD　＊感染症専門医　＊抗菌化学療法指導医　＊日本内科学会認定医
　　＊日本エイズ学会認定医・指導医　＊日本感染症学会・日本環境感染学会評議員　＊産業医

■ 著書
アフターワクチンの新型コロナ感染対策―ワクチン接種後のモヤっとを解決！、感染対策超入門―成功の秘訣、うっかりやりがちな 新型コロナ感染対策の間違い15、7日間できらりマスター 標準予防策・経路別予防策と耐性菌対策、手術医療の感染対策がわかる本（以上、ヴァン メディカル刊）など多数

透析室の感染対策まるわかり BOOK

定価2,530円（本体2,300円＋税10％）

2023年4月25日　初版発行

著　者　大石和久
　　　　矢野邦夫

発行者　伊藤一樹

発行所　株式会社　**ヴァンメディカル**

〒112-0013　東京都文京区音羽1-17-11　花和ビル411
Phone 03-5810-1604　Fax 03-5810-1605
振替　00190-2-170643

印刷・製本　広研印刷株式会社
乱丁・落丁の場合はおとりかえします。